U0122210

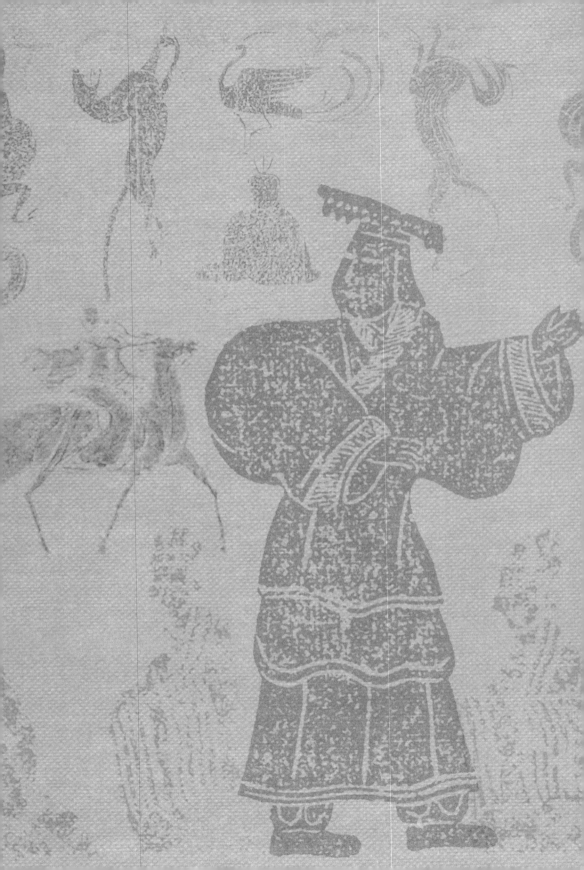

中国古医籍整理丛书（续编）

本草撮要

清·陈其瑞　辑

苗明三　张海燕　宋亚刚　校注

全国百佳图书出版单位
中国中医药出版社
·北 京·

图书在版编目（CIP）数据

本草撮要 /（清）陈其瑞辑；苗明三，张海燕，宋
亚刚校注 . —北京：中国中医药出版社，2024.4
（中国古医籍整理丛书 . 续编）
ISBN 978 - 7 - 5132 - 8155 - 3

Ⅰ.①本… Ⅱ.①陈… ②苗… ③张… ④宋… Ⅲ.
①本草 - 中国 - 清代 Ⅳ.①R281.3

中国国家版本馆 CIP 数据核字（2023）第 083395 号

中国中医药出版社出版

北京经济技术开发区科创十三街 31 号院二区 8 号楼
邮政编码 100176
传真 010 - 64405721
廊坊市祥丰印刷有限公司印刷
各地新华书店经销

开本 710 × 1000 1/16 印张 11.5 字数 136 千字
2024 年 4 月第 1 版 2024 年 4 月第 1 次印刷
书号 ISBN 978 - 7 - 5132 - 8155 - 3

定价 59.00 元
网址 www.cptcm.com

服 务 热 线 010 - 64405510
购 书 热 线 010 - 89535836
维 权 打 假 010 - 64405753

微信服务号 zgzyycbs
微商城网址 https://kdt.im/LIdUGr
官 方 微 博 http://e.weibo.com/cptcm
天猫旗舰店网址 https://zgzyycbs.tmall.com

如有印装质量问题请与本社出版部联系（.010 - 64405510）
版权专有 侵权必究

前 言

中医药古籍是中华优秀传统文化的重要载体，也是中医药学传承数千年的知识宝库，凝聚着中华民族特有的精神价值、思维方法、生命理论和医疗经验，也是现代中医药科技创新和学术进步的源头和根基。保护好、研究好和利用好中医药古籍，是弘扬中华优秀传统文化、传承中医药学术、促进中医药振兴发展的必由之路，事关中医药事业发展全局。

中共中央、国务院高度重视中医药古籍保护与利用工作，有计划、有组织地开展了中医药古籍整理研究和出版。特别是党的十八大以来，一系列中医药古籍保护、整理、研究、利用的新政策相继出台，为守正强基础，为创新筑平台，中医药古籍事业迈向新征程。《中共中央 国务院关于促进中医药传承创新发展的意见》《关于推进新时代古籍工作的意见》《"十四五"中医药发展规划》《中医药振兴发展重大工程实施方案》等重要文件均将中医药古籍的保护与利用列为工作任务，提出要加强古典医籍精华的梳理和挖掘，推进中医药古籍抢救保护、整理研究与出版利用。国家中医药管理局专门成立了"中医药古籍工作领导小组"，以加强对中医药古籍保护、整理研究、编辑出版以及古籍数字化、普及推广、人才培养等工作的统筹，持续推进中医药古籍重大项目的规划与组织。

2010年，财政部、国家中医药管理局设立公共卫生资金专项"中医药古籍保护与利用能力建设项目"。2018年，项目成果结集为《中国古医籍整理丛书》正式出版，包含417种中医药古籍，内容涵盖了医经、基础理论、诊法、伤寒金匮、温病、本草、方书、内科、外科、女科、儿科、伤科、眼科、咽喉口齿、针灸推拿、养生、医案医话医论、医史、临证综合等门类，时间跨越唐、宋、金元、明以迄清末，绝大多数是第一次校注出版，一批孤本、稿本、抄本更是首次整理面世。第九届、第十届全国人大常委会副委员长许嘉璐先生听闻本丛书出版，欣然为之作序，对本项工作给予高度评价。

2020年12月起，国家中医药管理局立项实施"中医药古籍文献传承专项"。该项目承前启后，主要开展重要古医籍整理出版、中医临床优势病种专题文献挖掘整理、中医药古籍保护修复与人才培训、中医药古籍标准化体系建设等4项工作。设立"中医药古籍文献传承工作项目管理办公室"，负责具体管理和组织实施、制定技术规范、举办业务培训、提供学术指导等，全国43家单位近千人参与项目。本专项沿用"中医药古籍保护与利用能力建设项目"形成的管理模式与技术规范，对现存中医药古籍书目进行梳理研究，结合中医古籍发展源流与学术流变，特别是学术价值和版本价值的考察，最终选定40种具有重要学术价值和版本价值的中医药古籍进行整理出版，内容涉及伤寒、金匮、温病、诊法、本草、方书、内科、外科、儿科、针灸推拿、医案医话、临证综合等门类。为体现国家中医药古籍保护与利用工作的延续性，命名为《中国古医籍整理丛书（续编）》。

当前，正值中医药事业发展天时地利人和的大好时机，中医药古籍工作面临新形势，迎来新机遇。中医药古籍工作应紧紧围绕新时代中医药事业振兴发展的迫切需求，持续做好保护、整理、研究与利用，努力把古籍所蕴含的中华优秀传统文化的精神标识和具有当代价值、世界意义的文化精髓挖掘出来、提炼出来、展示出来，把中医药这一中华民族的伟大创造保护好、发掘好、利用好，为建设文化强国和健康中国、助力中国式现代化、建设中华民族现代文明、实现中华民族伟大复兴贡献更大力量。

中医药古籍文献传承工作项目管理办公室

2024 年 3 月 6 日

许 序

　　"中医"之名立，迄今不逾百年，所以冠以"中"字者，以别于"洋"与"西"也。慎思之，明辨之，斯名之出，无奈耳，或亦时人不甘泯没而特标其犹在之举也。

　　前此，祖传医术（今世方称为"学"）绵延数千载，救民无数；华夏屡遭时疫，皆仰之以度困厄。中华民族之未如印第安遭染殖民者所携疾病而族灭者，中医之功也。

　　医兴则国兴，国强则医强。百年运衰，岂但国土肢解，五千年文明亦不得全，非遭泯灭，即蒙冤扭曲。西方医学以其捷便速效，始则为传教之利器，继则以"科学"之冕畅行于中华。中医虽为内外所夹击，斥之为蒙昧，为伪医，然四亿同胞衣食不保，得获西医之益者甚寡，中医犹为人民之所赖。虽然，中国医学日益陵替，乃不可免，势使之然也。呜呼！覆巢之下安有完卵？

　　嗣后，国家新生，中医旋即得以重振，与西医并举，探寻结合之路。今也，中华诸多文化，自民俗、礼仪、工艺、戏曲、历史、文学，以至伦理、信仰，皆渐复起，中国医学之兴乃属必然。

迄今中医犹为国家医疗系统之辅，城市尤甚。何哉？盖一则西医赖声、光、电技术而于20世纪发展极速，中医则难见其进。二则国人惊羡西医之"立竿见影"，遂以为其事事胜于中医。然西医已自觉将入绝境：其若干医法正负效应相若，甚或负远逾于正；研究医理者，渐知人乃一整体，心、身非如中世纪所认定为二对立物，且人体亦非宇宙之中心，仅为其一小单位，与宇宙万象万物息息相关。认识至此，其已向中国医学之理念"靠拢"矣，虽彼未必知中国医学何如也。唯其不知中国医理何如，纯由其实践而有所悟，益以证中国之认识人体不为伪，亦不为玄虚。然国人知此趋向者，几人？

国医欲再现宋明清高峰，成国中主流医学，则一须继承，一须创新。继承则必深研原典，激清汰浊，复吸纳西医及我藏、蒙、维、回、苗、彝诸民族医术之精华；创新之道，在于今之科技，既用其器，亦参照其道，反思己之医理，审问之，笃行之，深化之，普及之，于普及中认知人体及环境古今之异，以建成当代国医理论。欲达于斯境，或需百年欤？予恐西医既已醒悟，若加力吸收中医精粹，促中医西医深度结合，形成21世纪之新医学，届时"制高点"将在何方？国人于此转折之机，能不忧虑而奋力乎？

予所谓深研之原典，非指一二习见之书、千古权威之作；就医界整体言之，所传所承自应为医籍之全部。盖后世名医所著，乃其秉诸前人所述，总结终生行医用药经验所得，自当已成今世、后世之要籍。

盛世修典，信然。盖典籍得修，方可言传言承。虽前此50余载已启医籍整理、出版之役，惜旋即中辍。阅20载再兴整理、出版之潮，世所罕见之要籍千余部陆续问世，洋洋大观。

今复有"中医药古籍保护与利用能力建设"之工程，集九省市专家，历经五载，董理出版自唐迄清医籍，都400余种，凡中医之基础医理、伤寒、温病及各科诊治、医案医话、推拿本草，俱涵盖之。

噫！璐既知此，能不胜其悦乎？汇集刻印医籍，自古有之，然孰与今世之盛且精也！自今而后，中国医家及患者，得览斯典，当于前人益敬而畏之矣。中华民族之屡经灾难而益蕃，乃至未来之永续，端赖之也，自今以往岂可不后出转精乎？典籍既蜂出矣，余则有望于来者。

谨序。

第九届、十届全国人大常委会副委员长

许嘉璐

二〇一四年冬

校注说明

　　《本草撮要》十卷，成书于清光绪十二年（1886），清代陈其瑞辑。陈其瑞，字蕙亭，祖籍当湖（今浙江平湖）。幼年学习儒学，以考取功名为志向，但屡试不第，后随军担任文职工作。陈氏自幼好读医书，得各医家之所长，中年以后专门从事医学，以治病救人为生。光绪七年（1881），陈氏在江苏官医局任职，其间治疗病人无数，名气逐渐远播。陈氏深感记性悟性对学医的重要性，治病闲暇之余，将自己的用药感悟记录下来，并摘录简明本草药性随笔，整理成册，以便查阅，遂成《本草撮要》十卷流传于世。

　　《本草撮要》凡十卷，收药656种，分草、木、果、蔬、五谷、金石、人、禽兽、虫鱼鳞介及水火土十部。本书以药为经，以方为纬，录入了当时常用药物，注明药物的性味、归经、主治病证，对炮制、配伍、用法等加以说明。本书叙述药性自有独特之法，言简而明，药约而省，修正治法，使之通俗易读，医理备显。书眉、行间可见墨笔对药物注文校字、增补、删改，足见陈氏行医、著书谨慎，推敲再三。

　　本书现存版本有二：一为清光绪二十八年壬寅（1902）资生堂刻本；二为《珍本医书集成》1936年世界书局铅印本。此次整理以资生堂刻本为底本，《珍本医书集成》本为参校本。

　　具体校注原则说明如下：

　　1. 底本为繁体竖排，现改为简体横排，采用现代标点。

　　2. 原书"跋"在自序前，今移于正文后。

　　3. 原书各卷卷名前原有"本草撮要"，各卷正文前原有

"当湖陈其瑞蕙亭手辑　男邦杰仝校"等，此次整理一律删去。

4. 凡底本与校本互异，义均可通，以底本义胜者，不出校记；而以校本义胜者，则出异文校记。

5. 凡原书中通假字首见出注。异体字、古今字均以现代规范字律齐，不出校记。如"蠧"作"蟆"，"濇"作"涩"，"廧"作"墙"，"嚥"作"咽"，"眝"作"瞠"，"黴"作"霉"，"膉"作"腊"，"炁"作"气"。

6. 凡原书中俗写药名，一律径改为现行标准用名。如白芨改为白及，黄蘗改为黄柏等。

7. 凡原书中的生僻字词加以注音和解释。

苗明三　张海燕　宋亚刚

2023 年 5 月

序

　　陈君蕙亭，吾浙振奇士也。居乡试文字不得志，乃去而以末秩①试吏于吴中，仍落落寡所合②。自少尝读黄帝书，能尽百药之性，以之疗人病辄效，意不欲私其能也。需次③多暇，乃辑为《本草撮要》一书，将传诸世。俾人人知药之所以中于病者，第不违其性，举一世可无疾痛疴痒之患。官不足以济世，而托之医，其愿宏，其术精矣。余今年秋，始以吴中长吏之招，来襄理学堂事。君稔之徽嫳④过访，袖出其书视余。余懵于医，顾读其书，百药之情状洞若观火，弥爽心目。因盡⑤然有感于吾学堂之生徒，其贤者犹壮夫之不待药也。而世俗嚣张，狂诞之习方盛，譬如时行沴疠⑥，往往感人而易病，欲亟治之，而苦未得其药。君傥⑦别有《肘后》之秘，能惠我以为生徒疗者乎？今学堂生徒，将储为他日疗国之医者也。生徒之病，必先疗而后可以言疗国。君果别有术焉。盖即视此书例亦一一条举，夫药之中于病者，而更有以视我乎。

　　　　　　光绪辛丑腊月之望鲜民张预谨书于吴门中西学堂之东书楼下

---

　　①　末秩：指低级官吏。
　　②　落落寡所合：形容人性情孤僻，不合群。"落落寡合"为成语，出自明·名教中人《好逑传》。
　　③　需次：指旧时官吏授职后，按照资历依次补缺。
　　④　徽嫳（bié xiè 别谢）：（衣服）飘舞的样子。
　　⑤　盡（xì 细）：悲伤痛苦。
　　⑥　沴（lì 力）疠：指瘟疫。
　　⑦　傥（tǎng 躺）：通"倘"，倘若。

本草撮要序

　　医师之用药，犹大将之用兵。兵不得力，将罔克成功；药不得力，病罕有起色。行军辨主客要害，用药分君臣佐使。医门多疾，未有药性不明而能着手奏效者也。《神农本草经》尚已，李时珍《纲目》粲然大备，而恒用之药不过数百味，不用则失传，存其名而无其物。近有《本草备要》《本草从新》二书盛行于世，而繁简失当，主治之法，与前贤不相吻合，识者讥焉。吾友平邑陈君蕙亭，儒而医者也，衙官屈宋①与余需次吴门，朋簪宾榻，昕夕②晤对者有年。省垣设官医局，蕙亭董其事，活人无算，临证疗治之暇，手辑《本草撮要》一书。其自序云：以药为经，以方为纬，视《备要》略增，视《从新》稍减。见者以为善本，劝付梓以广其传。余辞官养疴，日坐经卷药炉之侧，略知医理，以视蕙亭之用药如用兵，学有专精，益瞠乎后矣。

　　　　　　　　　　光绪十有三年丁亥暮春之月系姓愚弟翰芬撰

---

①　衙官屈宋：以屈原、宋玉做属官，用以称赞别人的才华出众。
②　昕（xīn 心）夕：朝暮，谓终日。

自序

余质愚鲁，明知学医非有记性悟性，断不能洞悉精微，随机应变以疗人疾。无如嗜医之心已历三十余年，未尝或倦。因之博采古今各大家所著方药，删繁就简，注于每药之下，某药某味某性，入某经，专治某病，与某药同用治某病，并将治某病，宜生用、熟用、炙用、炒用、研用、独用，以及某药与某药相佐、相恶、相畏、相反、相须、相杀，逐一注明，不加臆说。现值医局从公之暇，次第录成，置之案头，以便查阅，聊资记性悟性之不足。若云借此已能洞悉精微，随机应变以疗人疾，则吾岂敢。

光绪十二年六月既望当湖陈其瑞蕙亭识

是编之辑，亦犹杨氏之《钩元》①，约刘氏之《本草述》，而剃其繁芜。但初不知有《钩元》之刻，迨辑成后，始得而读之，不意拙辑竟如复剃《钩元》繁芜者，抑亦奇矣。目次因水火土部未能与草木等部一律，故附卷尾。药品比《备要》略增，较《从新》稍减，主治悉遵经旨，体裁无异《钩元》。以药为经，以方为纬，撮其大要，亦可举一反三。若欲必究其全，则自有诸家书在。

蕙亭又笔

---

① 钩元：指杨时泰《本草述钩元》。

目　录

卷二 木部

卷三 果部

卷十　水火土部

卷一 草部

黄芪

味甘微温，入手足太阴经，功专益气。得当归活血，得白术补气，得防风其功益大，得滑石、白糖煎服治洞泄完谷不化神效。合人参、甘草、生姜为保元汤，治痘虚不起；或加芎藭、官桂、糯米助之。生凉炙温，生用或酒炒达表，蜜炙补中，盐水炒补肾。茯苓为使，恶龟甲、白鲜皮，畏防风，气旺者禁用，阴虚者宜少用。

甘草

味甘平，入足阳明，通行十二经，功专解毒，生泻熟缓，甘和温补。得桔梗清咽喉，得大豆为甘豆汤，解百药毒奇验。炙用补中，生用泻火。用梢达茎中止茎痛及淋证。白术、苦参、干漆为使。恶远志，反大戟、芫花、甘遂、海藻，然亦有并用者。中满者忌用，惟得茯苓，则不资满而反泄满。若脾胃气有余与痢疾初起，均忌用。

人参

味甘苦，入手太阴，通行十二经，功专补五脏之阳。得羊肉补形，古方寒热攻补剂中皆用之，以立正气，诚为上品。茯苓为使，畏五灵脂，恶皂荚、黑豆、紫石英、人溲、咸卤，反藜芦，忌铁。参芦能涌吐痰涎，体虚人用之以代瓜蒂。

北沙参

味甘，入手足太阴经，功专补五脏之阴，止嗽除疝。得麦冬清肺热，得糯米补脾阴。寒客肺中作嗽者勿服。产沙地者良。畏防己，反藜芦。一名羊乳。

丹参

味苦，入手少阴经，功专调妇人经脉，抵四物之功。得山楂炭、益母草清产后瘀血发热。畏咸水，忌醋，反藜芦。

元参

味咸，入足少阴经，功专清火滋阴。得甘草、桔梗止咽痛，得牡蛎、贝母治瘰疬。元参酒炒一钱，荆芥穗微炒一钱，泡汤频饮，治头晕目眩神效。脾虚泄泻者忌用。蒸焙勿犯铜器。恶黄芪、山茱萸、姜、枣，反藜芦。

白术

味辛甘，入足太阴经，功专除湿益气。得枳实能涤饮消痞，得条芩能安胎。无湿者禁用，溃疡亦忌，以能生脓作痛也。和脾糯米泔浸，助脾土炒，或蜜水炒人乳拌以制燥。《千金方》齿长出口，名曰髓溢，单用白术愈。

苍术

味苦辛温，入足阳明经，功专补脾燥湿，升阳散郁。得防风发汗，得黄柏胜湿。得香附快中下二焦之气，得山栀解术性之燥。二术皆防风、地榆为使。糯米泔浸焙干，同芝麻炒以制其燥。

葳蕤

　　味甘，入手太阴经，功专补中益气。得石膏、干葛治风温自汗身重，语言难出。诸不足，可代参、芪，然力薄鲜效。去皮节，或蜜水，或酒浸蒸用。畏盐卤。一名玉竹，一名地节。

黄精

　　味甘，入足太阴、阳明经，功专补诸虚，安五脏。得枸杞补精益气，得蔓菁养肝明目。久服不饥，俗名山姜，九蒸九晒用。

狗脊

　　味苦甘，入足少阴经，功专强肝肾，健筋骨。得鹿茸、白蔹治带下，得川乌、萆薢治诸风，有黄毛如狗形，故曰金毛狗脊，去毛切，酒拌蒸萆薢为使。

石斛

　　味甘咸，入足阳明、太阴、少阴经，功专清胃热，兼益肾精。得生姜治囊湿精清，小便余沥。同川芎为末搐鼻，治睫毛倒入。去头根酒浸用。恶巴豆，畏僵蚕。

远志

　　味苦辛，入足少阴经，功专治健忘。得茯苓入肾通阳，得枣仁通心安神。去心，甘草水浸一宿用。畏珍珠、藜芦。得茯苓、龙骨良。

石菖蒲

味辛，入手少阴足太阴经，功专开发心阳。得犀角、生地、连翘治热邪入络神昏。去皮微炒用。秦艽为使。恶麻黄，忌饴糖、羊肉、铁器。

牛膝

味酸苦，入足厥阴经，功专下达。生用逐瘀，熟用强筋。得肉苁蓉益肾，得杜仲补肝。性下行滑窍，梦遗失精，及脾虚下陷，因而腿膝肿痛者禁用。下行生用。入滋补药酒浸蒸。恶龟甲，畏白前，忌羊肉。堕胎。

甘菊花

味兼甘苦，入手太阴经，功专清头目风火。得枸杞便能下行悦肾。术、杞、地骨皮为使。黄者入阴分，白者入阳分，紫者入血分。

五味子

味酸，兼咸苦甘辛，入手太阴足少阴经，功专敛肺经浮游之火，归肾脏散失之元。得半夏治痰，得阿胶定喘，得吴茱萸治五更肾泄。瞳子散大、咳嗽初起、脉数有实火者忌用。入滋补药蜜浸蒸，入劳嗽药生用槌碎核。若风寒在肺宜南产者。苁蓉为使，恶葳蕤。

天门冬

味甘苦，入手太阴经，功专清肺热。得熟地入肾，得人参、五味、枸杞同为生脉之剂。性冷利，胃虚无热及泻者忌用。去心皮酒蒸。地黄、贝母为使。恶鲤鱼。

麦门冬

味甘，入手少阴、太阴经，功专清心保肺。得地黄、阿胶、麻仁同为润经复脉之剂，得五味子能都摄肺肾之津液。但性寒而泄，气弱胃寒人禁用。去心用，入滋补药酒浸。地黄、车前为使。恶款冬花、苦参、青葙、木耳。

款冬花

味辛，入手太阴经，功专开痰止嗽。得白薇、贝母、百部治肺实鼻塞。得黄连敷口中疳疮。拣净花，甘草水浸一宿曝用。得紫菀良。杏仁为使。恶皂荚、硝石、玄参，畏黄芪、贝母、连翘、麻黄、青葙、辛夷。虽畏贝母，得之反良。

紫菀

味苦辛，入手太阴经，功专疗咳逆上气。得款冬、百部、乌梅治久咳。得白前、半夏、大戟治水气喘逆。蜜水浸焙用。款冬为使。恶天雄、瞿麦、藁本、远志。畏茵陈。白者名女菀。

旋覆花

味咸甘温，入手太阴阳明经，功专散结气。得代赭石、半夏治噫气，得葱、新绛治半产漏下。大肠虚者慎用。根能续筋，筋断者捣汁滴伤处，滓敷其下，半月不开，筋自续。又名金沸草。

百部

　　味甘苦微温，入手太阴经，功专治咳嗽，杀虫。得生姜治经年寒嗽。去心皮，酒浸焙用。有小毒。洗衣去虱。

桔梗

　　味苦，入手太阴、足少阴经，功专清喉利膈。得甘草能载引上行入肺，为舟楫之剂。开提气血，表散寒邪，清利咽喉，下痢腹痛、腹满、腹鸣。去浮皮，泔浸微炒用。畏龙胆、白及，忌猪肉。有甜苦二种，甜者名荠苨①。

马兜铃

　　味苦寒，入手太阴经，功专治热咳实证。得甘草治肺气喘急。亦可吐虫，《千金方》单服治水肿，去筋膜，取子用。有毒，多服则吐利不止。捣末涂疔肿良。

白前

　　味苦微辛，入手太阴经，功专降气下痰。得桔梗、桑皮治咳嗽吐血。去头须，甘草水浸一昼夜，焙用。忌羊肉。

白及

　　味苦，入手太阴经，功专疗金疮痈毒。得黄绢、丹皮能补肹损，并跌打折伤，手足皲裂，滑肌。紫石英为使。畏杏仁，

---

　　① 荠苨（qí nǐ 奇拟）：梁·陶弘景《名医别录》载："荠苨，味甘寒，解百药毒。"《本草纲目》记载为甜桔梗，主咳嗽、消渴、强中、疮毒疔肿。

反乌头。重舌鹅口为末，乳汁调涂足心。

半夏

味辛，入手太阴、少阴二经，功专消痰止呕，救五绝急病。得醋制，再得茯苓、甘草治伏暑引饮，得黄连、瓜蒌治结胸，得硫黄治老人虚秘，得牡蛎、猪苓治无管摄之遗浊，得沉香末、生姜治眉棱骨痛神效，柴胡、射干为使。畏生姜、秦皮、龟甲、雄黄，忌羊肉、海藻、饴糖，恶皂荚，反乌头。

天南星

味苦温，入手足太阴经，功专豁痰驱风。得生姜、天麻治吐泻慢惊，得防风治跌扑金刃伤风，得琥珀、朱砂治痰迷心窍。堕胎。阴虚燥痰均忌。畏附子、干姜、防风。一名虎掌。得防风则不麻，火炮则毒性缓，得牛胆则不燥，且胆有益肝胆之功。

贝母

味甘，入手太阴经，功专润肺化痰。得桔梗下气，得白芷消便痈。去心，糯米拌炒黄捣用。以生末涂人面疮神效。厚朴、白薇为使。畏秦艽，反乌头。

栝蒌实

味苦，入手太阴经，功专润燥降火。得文蛤治痰嗽，得杏仁、乌梅治肺痿咳血，二便不通，泻者忌。去油。用枸杞为使。畏牛膝、干漆，恶干姜，反乌头。俗作瓜蒌。

天花粉

味甘苦，入手太阴经，功专润肺生津，通经，止小水利、热狂时疾。得人参、麦冬治消渴饮水。脾胃虚寒禁用。即瓜蒌根研粉澄出极细者晒干，名玉露霜。

夏枯草

味苦辛，入足厥阴经，功专治头疮瘰疬。得香附、甘草治目珠疼痛，得香附、贝母治马刀，独用治目珠夜痛。

昆布

味咸寒，入足太阳经，功专软坚破结。得海藻治瘿气结核。多服令人瘦。

独活

味辛苦微温，入足厥阴经，功专通关逐痹，发表散寒。得细辛治少阴伏风、头痛头晕目眩，得地黄治风热齿痛。

羌活

味辛苦，性温气雄，入足太阳兼入足少阴、厥阴经，功专泄湿除风。得当归利劳伤骨节酸痛，得葱头、生姜、黄酒脚①、白凤仙根，不拘多少。不加水，煨热熏洗，日两次，治手臂酸麻痛不可动，神效。予曾臂麻不仁，熏洗半年而愈，并不服药。血虚者禁用。

防风

味甘辛，入手太阳、足太阳、足厥阴经，功专驱风。其性

---

① 黄酒脚：指黄酒糟等发酵物。据宋代朱肱《北山海经》："凡酝不用酵，即酒难发醅，来迟则脚不正。"

柔淫，无所不入，随主药而走经络。得葱白能通行周身，得泽泻、藁本疗风湿，得当归、芍药、阳起石、禹余粮疗妇人子脏风冷。若虚痉头痛不因风寒，泄泻不因寒湿，火升发嗽，阴虚盗汗，阳虚自汗，并忌。然同黄芪、芍药，又能实表止汗。合黄芪、白术名玉屏风散。为固表圣药，畏草薢。恶干姜、白蔹、芫花。杀附子毒。

藁本

味辛温，入手太阴、足太阳经，功专治头风脊强，阴寒肿痛，腹中急痛，胃风泄泻，妇人疝瘕。得木香治雾露之邪中于上焦，得白芷疗风湿。可作面脂独用。煎汤浴疥癣良。恶蕳茹。

葛根

味甘辛，入足太阴、阳明经，功专升胃气，散胃中郁热。得香豉治伤寒头痛，得粟米治小儿热渴，得葱白治头痛如破神效。开腠发汗，解肌退热，为脾胃虚弱泄泻之圣药。葛花解酒毒尤良。生葛汁大寒，解温病大热吐衄诸血，凡斑痘已见点忌用。

升麻

味辛，入手阳明、手太阴、足太阴经，功专升发。火在上非升不散，气陷下非升莫举，惟东垣善用之。得葱白散手阳明风邪，得石膏止阳明齿痛，得柴胡引生气上升，得葛根发阳明之汗。阴虚火动者忌，去须芦用。

白芷

味辛温，通行手足阳明经，功专疗风止痛排脓。得土贝、瓜蒌治乳痈，得辛夷、细辛治鼻病，得单叶红蜀葵根排脓，得椿根皮、黄柏治妇人湿热带下。其性升散，血热有虚火者禁用。当归为使。恶旋覆花。

细辛

味苦辛，入足少阴、厥阴经，功专宣达甲胆。得黄连治口疮齿䘌①，得决明、鲤鱼胆、青羊肝疗目疾疼痛。恶黄芪、山茱，畏硝石、滑石，反藜芦。

柴胡

味苦辛，入足少阳经，功专入经达气，入络和血。升不上颠顶，下不散皮毛，故入胆而合其无出无入之性。得益气药则升阳，得清气药则散邪，阴虚火炎气升者禁用。外感生用，内伤升气酒炒用根，中焦及下降用梢，有汗咳者蜜水炒。前胡、半夏为使，恶皂角。苗主治卒聋，捣汁滴之良。出江南古城山名齐接口者佳。内杂他药，须拣净用。银州柴胡，宣治虚劳饥热，骨蒸劳疟，热从髓出，及小儿五疳羸热，根长丈余微白。

麻黄

味苦辛，入手太阴、足太阳经，功专散邪通阳。得射干治肺痿上气，得桂心治风痹冷痛。夏月禁用。过服亡阳，蜜炒稍缓，止汗用根。厚朴、白薇为使。恶辛夷、石膏。

荆芥

味辛，入足厥阴经，功专治产后血晕。得石膏治风热头痛，

---

① 䘌（nì逆）：小虫。

得甘草洗烂疬。头旋目晕，荆芥穗微炒三钱，酒煎服神效。若用酒洗元参一钱，荆芥穗一钱，泡汤常饮亦可，治血炒黑用。反鱼蟹、河豚、驴肉，风在皮里膜外，荆芥主之。

连翘

味苦气平，入手足少阳、少阴、厥阴气分，兼入手阳明经，功专散血结气聚，泻心与小肠之热。得瞿麦、大黄、甘草治项边马刀①，得脂麻②治瘰疬结核，止痛消肿排脓，为疮家圣药。

紫苏

味辛温，入手太阴经，功专发表散寒。得广皮、砂仁则行气安胎，得木瓜、厚朴治寒湿脚气，得藿香、乌药温中止痛，得香附解肌，得芎䓖、当归和血散血，得桔梗、枳壳利膈宽肠，得卜子、杏仁消痰定喘。叶得百合，治夜不寐；梗得桔梗，治梅核气，解蟹毒。

前胡

味苦，入手足太阴、阳明经，功专散风下气。得桔梗治痰热咳逆，无实热及无外感者忌用。内有硬者名雄前胡，须拣去。半夏为使，恶皂角。

---

① 马刀：《证治准绳·疡医》载："结核连续者，为瘰。形长如蛤者，为马刀。一云，瘰者，结核是也。或在耳后耳前，或在耳下连及颐颔，或在颈下连缺盆，皆谓之瘰。或在胸及胸之侧，或在两胁，皆谓之马刀。手足少阳主之。"

② 脂麻：芝麻，又称胡麻、油麻。下同。

薄荷

味辛，入手、足厥阴经，功专治头目咽喉口齿诸症。得花粉清上化痰。另有鸡苏薄荷，体虚及夏月均宜少服。苏产者佳。

木贼

味苦，入足厥阴经，功专去目翳，疗肠风。得禹余粮、当归、川芎治崩中赤白，得槐子、枳实治痔中出血。

浮萍

味辛散轻浮，入手太阴经，功专达表发汗，甚于麻黄。治风湿瘫痪，为末吹鼻止鼻衄，用紫者为末。敷脱肛，烧烟辟蚊。

苍耳子

味甘苦，入足厥阴经，功专消肿开痹，泄湿去风。得葶苈治水肿。小便闭，遍身痒，以之煎浴良。忌猪肉，一名莫耳，即诗卷耳。叶捣汁服，治产后痢。

天麻

味辛，入足厥阴、足阳明经，功专通关透节，泄湿除风。得川芎补肝，得白术去湿。子名还筒子，定风补虚。血液衰少及非真中风者忌用。茎名赤箭，又名定风草。

秦艽

味苦辛，入手足阳明兼入肝胆，功专去风湿挛痹。得独活、桂心治产后中风，得柴胡、甘草治劳热，得薄荷、甘草治小儿骨蒸潮热、食减瘦弱。独用治齿下龈痛，以牛乳点服，并治黄疸烦渴便赤。菖蒲为使，畏牛乳。为末涂口疮不合。

豨莶草

味苦，入足厥阴经，功专止麻木，生寒熟温，治肝肾风气，四肢麻痹，骨冷腰痛，膝痛无力。若非由风湿而得者忌服。研末热酒服，治疔疮肿毒。

威灵仙

味苦温，入足太阴、厥阴经，功专去风湿疗折伤。得砂仁、砂糖治骨鲠，得木瓜治腰脚诸病。气弱者慎用，忌茗、面。

钩藤

味甘苦，入足厥阴经，功专息风降火。得甘草治痫疾，得紫草发斑疹。久煎无力。

当归

味苦辛，入手少阴足厥阴经，功专治女子诸虚不足。得人参、黄芪补气生血，同牵牛、大黄行气破血。得桂、附、茱萸则热，得大黄、芒硝则寒滑大肠。治血酒制。畏菖蒲、海藻、生姜，恶湿面。

川芎

味辛温，入手足厥阴经，功专疗妇人血闭无子。得细辛疗金疮止痛，得牡蛎疗头风，得生犀角去痰清目，得腊茶疗产后头痛，得乌药疗气厥头痛，目泪多涕，木郁为病。然单服多服，令人暴亡。经过三月，用末空心热汤调一匙服，微动者是胎。齿败口臭，水煮含之佳。白芷为使，畏黄连、硝石、滑石，恶黄芪、山茱萸。

芍药

味酸，入手足太阴经，功专制肝补脾。得人参补气，得当归养血，得白术补脾，得川芎泻肝，得甘草治腹痛。得黄连止痢，得防风发痘症，得姜、枣温经散湿。入药炒用，血分醋炒，下痢后重生用。恶芒硝、石斛、鳖甲、小蓟。反藜芦。赤者利水行血。

生地

味苦，入足厥阴经，功专治劳伤血证。得麦冬复脉内之阴。得木通导小肠之热。痘症热甚，多服损胃，酒制不伤胃。生寒，干凉，熟温。

熟地

味甘，入足少阴经，功专生精填髓。得砂仁行气。酒煮和血，复得久曝得太阳真火，能使虚阳归宿丹田。酒制上行外行，姜制则不泥，恶贝母，畏芜荑，忌莱菔、葱、蒜、铜铁器。得酒、门冬、丹皮、当归良。

何首乌

味苦涩，入足厥阴经，功专消痈肿，益精髓。得当归、枸杞、菟丝、骨脂、芝麻固精延年，得胡麻治大风疠疾。黑豆与首乌拌匀铺柳甑，入砂锅，九蒸九晒用。茯苓为使，忌诸血、无鳞鱼、莱菔、葱、蒜、铁器。

丹皮

味辛，入手足少阴厥阴经，功专治相火，胜于黄柏。得四物治无汗之骨蒸。酒拌蒸用。畏贝母、菟丝、大黄，忌蒜、胡荽、伏砒①。

续断

味苦，入足厥阴经，功专治跌扑伤，续筋骨。得当归治劳伤腰痛，得平胃散治血痢胎漏。酒浸用。地黄为使。又名接骨草。

骨碎补

味苦，入足少阴经，功专疗闪折筋骨损伤。得猪肾治久泻不止，得独活、寄生、虎骨治痿痹。蜜拌蒸。

益母草

味苦辛，入足厥阴经，功专治络调经，功效甚捷。得炒黑山楂治产后恶露不行。忌铁。子微炒用，又名充蔚。吹乳成痈，以草为末，水调涂乳上一宿自消，生捣亦得。瞳子散大者忌用。

佩兰

味辛，入阳明、太阴经，功专消渴，散结滞，清肺消痰，为妇科要药。产后水肿，血虚浮肿，防己等分为末，每服二钱，

---

① 伏砒（pī 批）：指将砒霜提净，而升华伏制后所得即为伏砒。

醋酒下，神效。防己为使。

白薇

味苦，入阳明经，功专治暴中风，身热肢满，忽忽不知人，狂惑邪气，寒热酸疼，温疟。得桂枝、石膏、竹茹治胎前虚烦呕逆，得人参、当归、甘草治产后血厥昏冒。酒洗用。恶大黄、大戟、山茱、姜、枣。

艾叶

味苦，入足厥阴经，功专暖子宫，杀虫蛋。得香附治少腹痛，得阿胶治产后下血，得雄黄治狐惑症。脑漏鼻出黄汁，以艾绒装在烟筒内吸食，数日即愈。丹田气弱、脐腹冷者，以熟艾装袋兜脐上效。寒湿脚气，夹入袜内佳。入茯苓数片同研则易细。香附为使。血热者忌。

延胡索

味辛，入足太阴、厥阴经，功专破血行伤。得川楝子治热厥心痛。得茴香治小儿盘肠痛。独用力迅，宜兼补气血药。血热气虚者禁。酒炒行血，醋炒止血。生用破血，炒用调血。

红花

味辛，入手少阴经，功专活血消肿。得去风药治六十二种风，得补益药生新血，作胭脂活血解毒。痘疔挑破，以油胭脂敷之良。过服血行不止。

茜草

味苦，入手足厥阴经，功专通经脉，疗梅毒。得生地乌髭发，得阿胶、侧柏疗妇人败血。无瘀滞者忌投。一名茹藘，一名见血愁。根可染绛。忌铁。

紫草

味苦，入手足厥阴经，功专凉血活血，利大小肠。得白术、木香治痘疮血热，毒盛便秘。泻者忌。去头须，酒洗。

凌霄花

味酸，入手足厥阴经，功专行血清火。得地龙、僵蚕、全蝎治大风疠疾。肺痈有用为君药者。以是花为末，和密陀僧唾调，敷酒齇鼻甚验。孕妇忌之。一名紫葳。鼻闻伤脑。

大小蓟

味甘温，入足厥阴经，大蓟功专破血，小蓟专于消肿。冷气入阴囊肿满瘀痛，煎大蓟一服立瘥。崩漏不止，大小蓟根、白茅根酒煎服，神效。

三七

味甘苦，入足阳明、厥阴经，功专治上下血症。得生地、阿胶治吐血捷效，金疮要药。又名山漆。

地榆

味苦酸微寒，性沉涩，入足厥阴经，功专除血热，治吐衄崩中，肠风血痢。若虚寒泻痢初起并血虚者，均忌。得发良。恶麦冬。炒黑用。

蒲黄

味甘，入足厥阴经，功专治血症。生破血，熟止血。得五灵脂治心腹诸痛，得青黛治重舌胀满。以干姜同蒲黄为末，搽舌胀尤效。

卷柏

味辛平，入足厥阴经，功专破血通经，治癥瘕淋结。炙用辛温止血，治肠风脱肛，俗名万年松。盐水煮半日，井水煮半日，焙用。

蔄茹

味辛寒，有小毒，入足厥阴经，功专蚀恶肉，排脓血，杀疥虫，除热痹，破癥瘕。《内经》云：同乌鲗鱼骨治妇人血枯。甘草为使。

郁金

味辛，入手少阴厥阴经，功专去恶血，破结聚。得明矾治失心癫狂，得甘草、片脑治痘毒入心。经不下行，上为吐衄，及下为尿血，用郁金末、韭汁、姜汁、童便服。痰中带血，加入竹沥。

姜黄

味苦辛，性寒，入足厥阴经，功专下气破血。得肉桂治寒厥胃痛，产后癥瘕。血虚臂痛者忌。堕胎。川广产者佳。

蓬莪术

味苦辛，入足厥阴经，功专破气中之血。得木香疗冷气攻心，得阿魏治小儿盘肠痛。灰火煨透，乘热捣之，入气分，或醋磨酒磨，或熟用，入血分。堕胎。虚者忌服。

荆三棱

味苦甘平，入足厥阴、太阴经，功专疗癥瘕，破血结。得蓬术治浑身燎泡，得大黄治痃癖①，得丁香治反胃，药食不下。堕胎。面裹煨用。按：用棱、术均须佐以补气健脾之品为要。

茅根

味甘气寒，入手少阴、足太阴阳明经，功专除热止血。得猪肉治黄汗，得枇杷叶治呕逆。花治鼻衄，产淋，解酒毒，肺热喘急。茅针酒煮，一根服溃痈疖。

芦根

味甘寒，入手太阴、足阳明经，功专消渴去呕逆。得麦冬治霍乱烦闷，得麦冬、骨皮、茯苓、陈皮、生姜治骨蒸肺痿。如独用止小便，并解鱼蟹河豚毒。

苎根

味甘，入手足太阴经，功专凉血，止漏胎。得建莲、糯米

---

① 痃癖（xuán pǐ 悬匹）：病名，脐腹偏侧或胁肋部时有筋脉攻撑急痛的病症。见《外台秘要》卷十二。因气血不和，经络阻滞，食积寒凝所致。

能固胎元。汁能化血为水。皮与产妇作枕止血晕，安腹上止产后腹痛。捣根贴赤游丹毒痈疽发背，金疮折伤。加龙胆同捣治鸡骨鲠，鸡汤下，鱼鲠鱼汤下。同蛤粉各半两为末，每服二钱，治小便不通。或但用根研末，摊绢上，贴少腹连阴际，须臾即通。脱肛以之熏洗亦佳。

蔷薇根

味苦涩而冷，入手足阳明经，功专除风热湿热，生肌杀虫。治泄痢消渴，遗溺好眠，痈疽疮癣。牙痛口糜，煎汁含咽。子名营实，酸温，主治略同。用根烧灰，白汤送下，治金疮肿痛。

芭蕉根

味甘大寒，入足太阴厥阴经，功专治一切肿毒发背欲死，赤游风疹热头痛，捣烂涂之。产后血胀，捣汁温服二三合。渴热发狂，生捣汁，时饮一二合。得旱莲草治血淋涩痛。又方以汁涂疮口即结疤。

大黄

味苦，入手足阳明、足太阴、手足厥阴经，功专下瘀。得紫石英、桃仁疗女子血闭，得黄连治伤寒痞满，得杏仁疗伤损瘀血。若病在气分胃虚弱者忌。生用更力峻。黄芩为使。汤火伤，捣生者醋调敷，立即止痛无瘢。服大黄而泻，饮粥半盏即止。男患偏坠，以大黄末醋调涂亦效。

黄芩

味苦气寒，入手太阴、少阴、少阳、太阳、阳明经，功专泻火。得白术安胎，得柴胡退寒热，得芍药治痢，得厚朴、黄连止腹痛。身热如火燎，烦躁引饮而昼盛者，宜一味黄芩汤，以泻肺经气分之火，黄芩一两煎服。《本事方》治崩中暴下，惟血虚中寒者禁用。泻大肠火用子芩，泻肺火用片芩。上行酒炒，泻肝胆火猪胆汁炒。山茱、龙骨为使。畏丹皮、丹砂。

黄连

味苦大寒，入手少阴经，性燥，功专胜热。得枳实泻痞满，得乌梅、川椒安蛔；得木香治滞下。得吴茱名左金丸，治肝胆郁火左胁作痛；得猪脏名脏连丸，治便血血痢；得羊肝名羊肝丸，治目疾。得大蒜治下血；得肉桂能交心肾于片刻。腹大四肢瘦细如柴，无力，大小便闭，名火鼓，得之烧火，为火所逼而成，以黄连、大黄、黄芩加木通、车前子神效。治心火生用，虚火醋炒，肝胆火猪胆汁炒，上焦火酒炒，中焦火姜汁炒，下焦火盐水或童便炒，食火黄土炒，湿热在气分吴茱汤炒，在血分干漆水炒，点赤眼乳浸。去胎毒，合甘草末蜜涂乳头，令小儿吮之。黄芩、龙骨为使。恶菊花、元参、僵蚕、白鲜皮，畏款冬、牛膝，忌猪肉，杀乌头、巴豆毒。热郁欲吐，服黄连数分神效。

胡黄连

味苦寒，入手少阳经，功专去心热，益肝胆，厚肠胃。治骨蒸劳热，五心烦热，三消五痔，温疟泻痢，胎蒸果子积，小儿惊疳。初起可用，日久胃虚者均忌。合茶服之，解吃烟毒。禁忌畏恶俱同黄连。

苦参

味苦气沉，入足少阴经，功专去风湿，杀疳虫。得枳壳治风癞①热毒。肾虚无热者勿服。糯米泔浸蒸用。元参为使，恶贝母、菟丝子、漏芦，反藜芦。酒煎醋煎，服之即吐。

知母

味苦，入手太阴、足阳明经，功专消渴烦热。得麦冬清肺止渴，得地黄滋肾润燥，得人参治妊娠子烦，蓐劳骨蒸，久疟下痢，然苦寒伤胃滑肠，多服令人泻。得酒良。上行酒浸，下行盐水拌。忌铁。

龙胆草

味苦涩，入足厥阴少阳经，功专清热去湿。得柴胡治目疾，得苍耳治耳中诸实证，过服损胃。甘草水浸一宿曝用。小豆、贯众为使，忌地黄。

青黛

味咸寒，入足厥阴经，功专泻肝，散五脏郁火，解中下焦蓄蕴风热，治伤寒发斑。得杏仁、柿饼治咯血，得硼砂、冰片名青黛散，吹喉痛。

---

① 风癞（lài 赖）：病名，指麻风一类病症。出《诸病源候论》卷二："由疠毒蓄于肝经所致，其症四肢骨节疼痛，久则肘膝状如鹤膝，皮毛枯槁，不能移动，腐秽瘫痪。"下同。

大小青

味苦寒，入足厥阴少阳经，功专治瘟疫热毒。得犀角治阳毒发斑，得砂糖治中暑发昏。

牵牛

味甘气寒，入手足阳明太阳经，功专下气逐水。得茴香治水饮痛，得大黄治马脾风病。若湿热在血分，胃弱气虚人禁用。得木香、干姜良。堕胎。

防己

味苦辛寒，性燥而不淳，入足太阳经，功专下行。汉防己得黄柏、知母去下焦湿肿，木防己得防风、葵子通小便淋涩。足伤寒湿为脚气，寒湿郁而为热，湿则肿，热则痛，防己为主，湿①加苡仁、苍术、木瓜、木通，热加芩、柏，风加羌活、萆薢，痰加竹沥、南星，痛加香附、木香，活血加四物，大便秘加桃仁、红花，小便秘加牛膝、泽泻，痛连肩臂加桂枝、威灵仙，痛连胁加胆草。若因肾虚足跟痛者，不可同论。即湿热在上焦气分，亦所禁忌。治风宜用木防己，治水宜用汉防己。酒洗用。恶细辛，畏萆薢。

葶苈

味辛寒，入手太阴阳明经、足太阳经，功专降气止喘，治上气水蓄。得汉防己治阳水暴肿，得大枣治肺壅喘急。有甜苦

---

① 湿：原作"温"。参校本作"湿"，义胜。

二种，甜者性缓，苦者性急。泄肺伤胃，宜与大枣同用。得酒良。榆皮为使，糯米微炒，去米入汤剂。

甘遂

味甘苦寒，入足太阳经，功专疗十二种水。得大黄、阿胶治妇人血结，得大麦面治膜外水气。虚者忌用。面裹煨熟。用瓜蒂为使，恶远志，反甘草。仲景治心下留饮，与甘草同用，取其相反以立功也。有治水肿及肿毒，均以甘遂末敷肿处，浓煎甘草服之，其肿立消。

大戟

味苦寒，入足太阳经，功专治十二种水。得甘遂、白芥子疗水气胀满，得干姜治水肿喘急。通经堕胎，误服损真气，白者伤人。浆水煮去骨。得大枣良，畏菖蒲，反甘草。

商陆

苦寒，入足太阳经，有毒，沉阴下行，与大戟、甘遂相等，功专治水气胀满。若喉痹不通，切薄片醋炒涂喉中良。堕胎，令人见鬼神。赤者伤人，只堪贴脐，入麝三分，捣贴，小便利则肿消。黑豆汤浸蒸用，得蒜良。

芫花

味辛温，入足太阳经，功专泄水，治心腹胀满，水气寒痰。得大戟、甘遂为赘瘤焦法，得大黄、甘草、大枣、芒硝治水肿支饮。陈久者良。醋煮过，水浸曝用。根疗疥子毒鱼。反甘草。讼者取叶擦皮肤辄作赤肿假伤以诬人。虚者服必夭折。惟十枣汤用之为君药。

泽漆

味苦辛微寒，入手足太阴经，功专利水，治大腹水气，四肢面目浮肿，下痢肿满，气急喘嗽，小便如血。得大黄、葶苈疗心下伏瘕①。一名猫儿眼睛。

常山

味苦，入手太阴、足阳明经，功专劫痰截疟。得知母、贝母、草果治诸疟，得丹砂能劫痰截疟，得槟榔、草果治瘴疟，得甘草治肺疟，得豆豉、乌梅、竹叶治肾疟，得小麦、淡竹叶治温疟，得黄连治久疟，得云母、龙骨治牡疟独寒，得麻黄、甘草、牡蛎治牡疟独热。得甘草则吐，得大黄则利，若酒浸蒸或炒用则不吐。茎叶名蜀漆，功用略同，惟味辛。生用性升，炒黑则缓。栝蒌为使，忌葱、茗。

藜芦

味辛寒，入手太阴、足阳明经，功专吐膈上风痰。至苦有毒，入口即吐，善通顶，令人嚏，风证多用之。虚者忌用。头生虮②虱，以末掺之。疥癣虫疮，以末搅生麻油涂之。取根去头用。黄连为使，反细辛、芍药、诸参，恶大黄，畏葱白。服之吐者，服葱白汤即止。与酒同服杀人。

---

① 伏瘕（jiǎ 假）：病名。因大肠热气郁积所致。症见下腹部有时鼓起块状，但有时消散，可伴有腹痛、便秘等。
② 虮（jǐ 几）：虱子的卵。

木通

味甘淡，入手足太阳经，功专通滞。得琥珀、茯苓泻火利水。汗多禁用，古名通草。今市所售，味苦，不知何故，俟考。

通草

味淡色白，入手太阴、足阳明经，功专引热下行，下乳汁，治五淋水肿，目昏耳聋，鼻塞失音，退热催生。新通草瓦上烧存性研末，用二钱热酒冲服，治头痛牙关已闭者神效。

泽泻

味咸，入足太阳太阴经，功专利水通淋。得白术治支饮，得麋衔①治酒风。盐水拌或酒浸用。忌铁，畏文蛤。

车前

味咸，入足少阴经，功专下行。得牛膝疏肝之性，导引利水，得菟丝子升清降浊，能补虚明目，催生下胎。酒蒸或炒研用。阳气下陷者忌，肾虚气脱尤宜避。五子衍宗丸，枸杞、菟丝各八两，五味、覆盆各四两，车前二两，蜜丸，惯遗泄者，易车前用莲子。

灯草

味甘寒，入足少阴经，功专降心火，泻肺热。得辰砂治小

---

① 麋衔（mí xián 迷闲）：鹿衔草，出自明代李时珍的《本草纲目·草四·薇衔》。

儿夜啼，得红花治喉风喉痹。扎成把擦癣良，烧灰止血。小便不禁及中寒者忌。

瞿麦

味苦，入手少阴太阳经，功专利水破血。得瓜蒌、茯苓、山芋、鸡子治便闭，得山栀、甘草、葱白、灯心治溺血。然性利善下，故能消肿明目去翳，通经堕胎，虚者慎用。花名洛阳蕊壳。丹皮为使，恶螵蛸。产后淋当去血，瞿麦、蒲黄皆为要药。

萹蓄

味甘平，入足太阳经，功专利小便，消女子阴蚀。得醋治蛔攻心痛，得瞿麦通淋。即扁竹也。

天仙藤

味苦温，入足太阴经，功专疏气活血，及风劳腹痛、妊娠水肿。治疝气作痛，以藤一两，好酒一盏，煎半盏服神效。生磨消肿病。即青木香藤也。

地肤子

味甘苦气寒，入足太阳经，功专益精强阴，入膀胱，除虚热，利小便而通淋，治癫疝，散恶疮。叶作浴汤，去皮肤风热丹肿，洗眼除雀盲涩痛。恶螵蛸。胁下疼痛，地肤子末酒服良。

石韦

味甘苦微寒，入手太阴经，功专清金利水道，益精气，补五劳。治淋崩发背，炒末冷调酒服。去毛，微火炙用。杏仁、滑石、射干为使。得菖蒲良。生瓦上者名瓦韦，治淋亦佳。

海金沙

味甘寒，入手太阳经，功专利水通淋。得腊茶治小便不通，得滑石治膏淋如油，得白术、黑牵牛治脾湿肿满，得栀子、牙硝、硼砂治伤寒热狂。

茵陈

味苦，入足太阳阳明太阴经，功专去风湿寒热。得山栀疗热黄，得附子治阴黄，得车前治眼目湿热赤肿。凡湿热为病，推为上品。浸酒服，可以去湿。

香薷

味辛温，入足阳明太阴、手少阴经，功专散暑利湿。得厚朴治伤暑寒证，得白术治暑湿水肿，单服治霍乱转筋。宜冷饮，热则泻。

青蒿

味苦寒，入手足少阳厥阴经，功专清热。得地骨皮治骨蒸劳热、蓐劳虚热，最稳且效。得鳖甲治温疟。

附子

味辛温，入足太阴厥阴经，功专驱风泄湿。熟附得麻黄发中有补，生附得麻黄补中有发。得人参能留阳气，得熟地能固元阳，得干姜、桂枝温经散寒，通经堕胎。畏人参、黄芪、甘草、防风、犀角、绿豆、童便，反贝母、半夏、瓜蒌、白及、白蔹。中其毒者，黄连、犀角、甘草煎汤解之，或用黄土煎水服亦可。若手足冻裂，附子去皮为末，以水面调涂。若眼赤以附片贴足心，引火下行自愈。附尖合浆水饮之，可吐胶痰。

川乌头

味辛温，入手厥阴少阳经，功专去风痰。得栀子治疝气，得干姜治阴毒伤寒，得木香治冷气洞泄。

天雄

味辛温，入手厥阴少阳经，功专治一切风。得乌头、附子治元阳虚惫，得白术、桂枝、龙骨疗男子失精，得乌头、黑豆治大风恶癞①。

草乌头

味苦辛，入手厥阴少阳经，功专治诸风。得五灵脂治风湿痹水，得蛤粉、茴香治结阴下血，得川椒、鸡子白治腹中癥结。惟性至毒，不可轻投。姜汁炒或豆腐煮用。乌头三个去皮脐为末，醋调，贴治腰脚冷痛。一名乌喙，一名射罔。煮箭头射兽，见血立毙。

白附子

味辛甘大热，入手厥阴少阳经，功专引药上行，治面上百病。作面脂，消瘢疵，去游风。惟性燥毒，似中风证虽有痰，

---

① 大风恶癞（lài 赖）：麻风病。

并小儿慢惊均忌。此药已无真者，今闻凉州尚有生者。

破故纸

味辛，入足少阴厥阴经，功专治肾冷精流。得菟丝子治下元虚惫，得杜仲、胡桃治肾虚腰痛，得茯苓、没药定心补肾，得茴香治小便无度，得韭子治肾漏茎举，得肉果治脾肾虚泄，得粟壳治洞泻久利。阴虚有热，大便闭结忌之。出南番者色赤，岭南者色绿。一名补骨脂。酒浸蒸，或童便乳汁盐水拌炒用。得胡桃良，胡麻为使。恶甘草，忌羊肉、羊血、芸苔。唐郑相国①有青娥丸。

肉苁蓉

味淡，入足少阴经，功专补肾阴。菟丝补肾之阳，同用则生精补阳。骤用恐妨心滑大便。功用与锁阳相仿，禁忌亦同。酒浸一宿，刷去浮甲劈破，除内筋膜，酒蒸半日酥炙用。忌铁。草苁蓉功力稍劣。

锁阳

味甘温，入足厥阴经，功专润燥养筋。得虎骨治痿弱。便燥者啖之，可代苁蓉。煮粥弥佳，酥炙。

葫芦巴

味苦大温，入足阳明少阴经，功专暖丹田。得桃仁治膀胱气，得茴香、川楝治奔豚偏坠，得荞麦、茴香治冷气疝瘕，得

---

① 唐郑相国：指唐代郑絪（752—829），唐宪宗时任宰相。

补骨脂、木瓜治寒湿脚气，得附子、硫黄治阳气不能归原。酒浸曝，或蒸或炒用。

巴戟天

味辛，入足少阴经，功专温补元阳，得纯阴药有既济之功。并散风湿，治风气脚气水肿。去心酒浸焙用。覆盆子为使，恶丹参。

仙茅

味辛温，入足少阴厥阴经，功专治风冷虚劳。得生地、枸杞、茴香、柏仁治腰脚挛痹。相火盛者忌。去皮切，糯米泔浸去汁出毒用。忌铁。

淫羊藿

味辛，入手足阳明经，功专益精气，强心力。得无灰酒浸治偏风皮肤不仁。一名仙灵脾。去枝羊脂拌炒。山药为使，得酒良。

蛇床子

味苦，入少阳三焦经，功专强阳养阴。得五味、菟丝疗阳痿，得乌梅治产后阴脱。同矾煎洗治阴痿囊湿，女子阴痛阴痒。炒蛇床熨产门不闭。恶丹皮、贝母、巴豆。

菟丝子

味辛甘，入足三阴经，功专续绝伤，暖精寒。得茯苓、广莲治白浊遗精，得麦冬治赤浊，得牛膝治腰脚痛，得车前治产难横生。得酒良。淘去泥沙，酒浸一宿，曝干为末。山药为使。

覆盆子

味甘，入足少阴经，功专益肾精，缩小便。得肉苁蓉、补骨脂治阳事不起。同蜜为膏，治肺气虚寒。小便不利者勿服。用宜去蒂，淘净，捣饼酒拌蒸。叶绞汁滴目中出目弦虫，除肤赤，收湿止泪。𤵸疮溃烂，酸浆水洗后，以覆盆叶为末掺之良。

白蒺藜

味苦辛，入足少阴厥阴经，功专通利破血去风。得鸡子油治偏枯神效，得贝母下死胎，得当归通月事。牙齿摇动者，以根烧灰涂之。

沙苑蒺藜

味辛甘，入足少阴经，功专补肾。得鱼鳔能聚精气，得菊花明目。若阳道数举，媾精难出者勿服。炒用。

使君子

味甘，入足太阴厥阴经，功专杀虫，疗五疳。得芦荟治小儿疳热。忌饮热茶。

益智仁

味辛热，入足太阴经，功专止遗浊，缩小便。得乌药治小便频数。因热而崩浊者禁用。

砂仁

味辛，入手足阳明经，功专消食散滞。得白术、条芩能安胎。一名缩砂蜜。

白豆蔻

味辛热，入手太阴经，功专散滞破积，脾虚疟疾，感寒腹痛，白睛翳膜，目眦红筋。得砂仁、甘草治小儿吐乳，得砂仁、丁香、陈皮治反胃，凡因热受病者均忌。胃冷恶心，食下即吐，以三枚研末酒冲服。

肉豆蔻

味辛温，入手足阳明经，功专暖脾胃，固大肠。得木香、附子治久泻不止。煨用。一名肉果。

草豆蔻

味辛，入足太阴阳明经，功专散滞气，消膈上痰，得熟附子治寒疟，得乌梅治久疟不止。含之去口臭。有内热者宜忌。一名草蔻。

草果仁

味辛酸，入足太阴经，功专散寒湿郁滞。得知母治瘴疟，得乌梅截疟，得木瓜、曲糵疗中虚。恶谷面，裹煨用。忌铁。一名草果。

香附

味苦辛，入足厥阴经，通行十二经，功专下气解郁。得木香则散滞和中，得山栀能降郁火，得茯苓能交心肾，得茴香、补骨脂能引气归原，得厚朴则决壅①消胀，得艾叶能暖子宫，得高良姜治心脾冷痛。得乌药为青囊丸，得黄连名黄鹤丹，二者皆治百病。得乌苏安胎。青盐炒入肾，酒浸炒行经络，醋浸炒消积聚，姜汁炒化痰饮，炒黑止血。忌铁。

木香

味辛苦，入手太阳经，功专调气散滞。得黄连治滞下，得槟榔治下焦气滞，得橘皮、肉果、生姜治腹间滞塞冷气。功效捷速。煨熟实大肠，过服损气。畏火。

藿香

味辛甘，微温，入手足太阴经，功专快气和中，开胃止呕，以及霍乱吐泻，心腹绞痛，肺虚有寒，惟胃弱胃热而呕者忌。得滑石治暑月泄泻。

小茴香②

味辛，入足阳明少阴经，功专散膀胱冷气，干湿脚气。得生姜、盐治睾丸肿大，得川楝子治肾消饮水，得杏仁、葱白治膀胱疝痛。炒黄用。得酒良，得盐入肾。疝气入肾，茴香炒作二包，更换熨之。若阳道数举，得热则吐，勿服。古名怀香，产宁夏者佳。

---

① 决壅（yōng 拥）：消除壅蔽。
② 小茴香：原作"茴香"，据底本目录改。

大茴香①

味辛温，入足阳明少阴经，功专理气开胃，寒疝食料宜之。治阴疝，以大小茴香各一两为末，猪胞一个，连尿入药，酒煮烂为丸，每服五十丸。一名时莳萝，一名八角茴香，一名舶茴香，功用略同。自番舶来实大如柏实，裂成八瓣，一瓣一核，黄褐色者佳。

甘松香

味甘温芳香，入足太阴经，功专理气开郁，治腹卒满痛，风疳②齿䘌③。膝脚气浮，煎洗良。肾虚齿痛，以甘松、硫黄等分为末，泡汤漱之神效。

良姜

味辛气温，入足太阴阳明经，功专温中下气。得茯苓治胃寒噎逆，得粳米治霍乱腹痛，并主治暖痢冷癖。肺胃热者忌之。子名红豆蔻，并用东壁土炒用。

荜茇

味辛热，入手足阳明经，功专除胃冷，温中下气，消食祛痰。得牛乳点服，治水泻气痢。得干姜、细辛治牙因寒痛。鼻流清涕，以末吹之甚效。

---

① 大茴香：原作"小茴香"，据底本目录与文理改。
② 风疳（gān干）：牙病。症见齿龈浮肿，动摇脱落，损烂，脓血俱出，虫蚀齿根，口内常臭，面色青黄，唇颊肿痛。
③ 齿䘌（nì逆）：牙齿生虫。

烟草

味辛温有毒，入手足太阴，通行十二经，功专去滞气停痰，辟山岚瘴雾，一名相思草。

金银花

味甘，入手太阴、足厥阴经，功专散热解毒。得当归治热毒血利，得黄芪名六一汤，治痈疽后发渴。以花烧存性研末，砂糖拌冲服，治腹痛下痢极效。藤名忍冬。

蒲公英

味甘平苦寒，入足阳明厥阴少阴经，功专化热毒，解食毒。治肿核通淋，得忍冬与酒煎服。以渣捣涂乳痈良。掘其根大如拳，旁有人形拱抱者，取以捣汁酒服，治噎膈良。多年恶疮，以之捣烂贴涂均妙。一名黄花地丁。

紫花地丁

味辛苦，入足阳明经，功专治乳疖痘疔，与黄花地丁相同。

天名精

味甘寒微毒，入手足阳明厥阴经，功专破血，治砂淋血淋。得乳麝少许共为末，吹治乳蛾喉痹。若小儿急慢惊风，牙关紧闭，绞汁入好酒灌之即醒。以渣用醋拌敷项下神效。根名杜牛膝，男女吐血，晒干为末，茅花汤调服二钱，虫痛以肥肉汁调服。子名鹤虱，大肠虫出不断，断之复生，行坐不得，炒研为末，水调服半两许即愈。以之煎汤洗痔。渣敷患处，或捣敷蛇虫螫毒尤良。地黄为使。一名地松，一名活鹿草，一名虾蟆蓝。

山豆根

　　味苦寒，入手太阴经，功专泻心火。治喉痛喉肿，齿痛龈肿，喘满热咳，腹痛下痢，五痔诸疮。解药毒，敷秃疮蛇狗蜘蛛伤。疗人马急黄，惟脾虚胃弱者忌，食少便溏受寒者尤忌。

牛蒡子

　　味辛，入手太阴经，功专消肺风，利咽膈，得荆芥治咽喉不利，得生草治悬痈喉痛，得甘桔治咽喉痘疹，得薄荷治风热瘾疹，捣和猪脂贴疮肿及反花疮。性冷而滑利，虚寒泄泻者忌服。一名鼠黏子，一名恶实。

山慈菇

　　味甘微辛有小毒，入足厥阴少阳经，功专清热散结消肿。以醋磨涂良。并吐风狂痰涎。

漏芦

　　味咸苦寒，入手足太阴经，功专散热解毒，通经下乳，排脓止血，生肌杀虫。治遗精尿血、痈疽发背及痘疹毒。甘草拌蒸。连翘为使。

贯众

　　味苦微寒有毒，入手太阴、足厥阴经，功专解邪热。治崩中带下，产后血气胀痛，破瘕，发斑痘，化骨鲠，杀三虫。以之浸水中，去垢辟毒。

射干

味辛苦微凉有毒，入手少阴厥阴经，功专散结气，喉痹咽痛，不得稍①息，并疗疟母②。喉痹不通，以根捣汁咽之，大腑动即解，或醋研取汁噙之，引出涎亦妙。又方用紫蝴蝶根一钱，黄芩、生草、桔梗各五分为末，水调顿服立愈。伤寒咽闭肿痛，用生射干、猪脂各四两，合煎令焦，去渣，每噙枣许即瘥。乳痈初起，用射干、僵蚕、萱草根为末，蜜调敷之神效。

千金子

味辛温有毒，入手足阳明太阳经，功专破血行水。去壳，以色白者压去油，用十数枚煎服，治痰饮神效。一名续随子。

马兰子

味苦，入足厥阴经血分，功专治寒疝喉痹，痈肿疮疖，妇人血气烦闷，血运崩带，利大小肠。久服令人泻。治痢用醋拌。一名蠡实。

蓖麻子

味苦有毒，性善收亦善走，入手太阴、足太阳经，功专开通诸窍经络。治偏风头痛，合乳香等分捣成饼，随左右贴太阳，解发出气即愈。治口眼㖞斜，只用蓖麻子一味捣烂，左㖞贴右，右㖞贴左即正。治鼻窒耳聋，以绵裹塞之。喉痹舌胀，取油作

---

① 稍：原作"消"，据参校本改，义胜。

② 疟母：病证名。疟疾久延不愈，致气血亏损，瘀血结于胁下，并出现痞块，名为疟母。

纸捻，烧烟熏之。竹木刺入肉，捣敷伤处，频看，刺出即去之，否则必努出好肉。竹木骨鲠，以凝水石共研作一捻，置舌根噙咽，旋即不见。汤火灼伤，同蛤粉等分，汤伤以油调，火灼以水调涂之效。发黄，蓖麻仁以香油煎焦，去滓，三日后频刷即黑。脚气作痛，以仁七粒研碎，同苏合香丸贴足心，痛即止。胞衣不下，以蓖麻一粒，巴豆一粒，麝香一分，贴脐中并足心，胎下即去。若子肠出而不收，以蓖麻仁数粒，捣贴头顶，俟一收进，遂即去之，切不可迟。

白头翁

味苦，入手足阳明经血分，功专治热毒下痢。得秦皮、黄连、黄柏治厥阴热痢。若血分无热者忌，得酒良。

王瓜

味苦寒，入手足太阴经，功专泻热利水。治天行热疾，黄疸消渴，便数带下，月闭瘀血，利大小肠，排脓消肿，下乳。得伏龙肝捣汁调和服，治伤寒发斑。即土瓜根子，名赤雹子，治肺痿吐血，肠风泻血赤白痢。得枣肉平胃散酒服，治反胃。

王不留行

味甘苦，入足厥阴经，功专行而不住。又为阳明冲任之药，通经下乳催生。得穿山甲服之，下乳甚捷，浆水浸用。得黄柏治误吞铁石，神效。

冬葵子

味甘气寒，入足太阳经，功专滑利，能通精下胎。得砂仁治乳汁蓄痛，得牛膝下胞衣，得榆皮治水肿，得滑石、木通、葱白治子淋。黄蜀葵子半合研烂，以酒滤去渣，温服催生。赤花治赤带，白花治白带。葵子为末，涂汤火伤。

白鲜皮

味苦，入手太阴阳明经，功专除风湿痛痹。鼠瘘已破者服之最效。恶桑螵蛸、桔梗、茯苓、萆薢。

萆薢

味苦，入足阳明厥阴经，功专去风湿。得杜仲治腰脚痹软，得石菖蒲、益智仁治白浊频数茎痛。薏苡为使。畏大黄、柴胡、前胡，忌茗、醋。

土茯苓

味甘平淡，入手足阳明经，功专健脾胃，祛风湿，利小便。治筋骨拘挛，杨梅疮毒。忌茶。一名冷饭团。

白蔹

味苦，入足少阳厥阴经，功专清上逆之火，泄下郁之热，以及阴肿带下。得白芷治诸物哽咽，得附子治风痹筋急。同丹皮或半夏为末酒服，治箭镞不出。同白及为末，敛疮口。汤火烂伤，以末敷之效。反乌头。

旱莲草

味甘酸，入足少阴厥阴经，功专乌髭发，益肾阴。得青盐固齿，得车前治溺血。性寒，若不同姜汁、椒红相兼修服，恐腹痛作泻。偏正头风，用汁滴鼻中良，独用焙研，每晨米饮下二钱。治肠风脏毒下血不止，用捣汁，冲极热黄酒饮之。治痔漏疮发，外即以渣敷患处，重者不过三服神效。一名鲤肠，一名金陵草。

刘寄奴草

味甘温，入足厥阴经，功专活血通经，除癥下胀，金疮要药。得骨碎补、延胡索治折伤瘀血在腹内。大小便血，为末，茶调服即止。风入疮口肿痛，为末掺之即止。多服令人吐利。

马鞭草

味苦微寒，入足厥阴经，功专破血通经，杀虫消胀。治气血癥瘕，痈疮阴肿。

谷精草

味辛温，入足厥阴、阳明经，轻浮上行，功专明目退翳，功胜菊花。亦治喉痹齿痛，阳明风热。羖羊肝一具不洗，竹刀割开，入谷精草煮熟食之，或作丸茶下，治小儿雀盲。得决明子、木贼、甘菊、密蒙花、生地治障翳。得防风为末，米饮服之，治目中翳膜，神效。忌铁。

决明子

味甘苦咸平，入足厥阴经，功专除风热，治一切目疾。作枕治头风，明目胜于黑豆。俗呼马蹄决明。恶大麻仁。

蓼实

味辛温，入手足太阴、足厥阴经，功专温中明目，下水气。

青葙子

味苦微寒，入厥阴经，功专祛风热，镇肝明目。治青盲障
翳，虫疥恶疮。瞳子散大者忌服。一名草决明。

马勃

味辛平轻虚，入手太阴经，功专清肺解热，散血止嗽。得
马牙硝等分为末，砂糖和丸芡子大噙之，治失音。但用马勃吹
喉，治喉痹喉肿。以蛇退一条烧灰，同马勃绵裹一钱含咽，治
咽痛喉肿，立时即瘥。

木鳖子

味苦温微甘，有小毒，入足厥阴经，功专利大肠，追毒生
肌除黚①，外科要药。能毒狗。番木鳖治喉癣。

败酱

味苦，入手足阳明、厥阴经，功专破血排脓。得四物治恶
露不止，得当归、川芎、桂心治产后腰痛。一名苦菜，用根苗。

---

① 黚（gǎn 敢）：面黑气。

卷二　木部

茯苓

味甘淡，入手足太阴、太阳经，功专补心益脾。得人参能下气，得半夏能涤饮。若虚寒遗溺泄精者，当用温补之品，不宜用此。皮専①治水肿肤胀，赤者利水尤捷。恶白蔹，畏地榆、秦艽、龟甲、雄黄，忌醋。

茯神

味甘淡，入手少阴经，功专开心益智，止惊悸，虚人小肠不利。得枣仁能安神，得乳香、木瓜、酒治筋骨挛痛。

琥珀

味甘淡，入手少阴、少阳、足厥阴经血分，功专消瘀通淋。得黑稆豆治产后神昏，得麝香治小便淋沥。用柏子仁末，入瓦锅同煮半日，捣末用。

松节

味苦温，入手太阴、阳明、少阴、足厥阴经，功专驱骨中之风，燥血中之湿，化毒杀虫。酿酒良，血分虚者忌服。松毛浸油涂头生发，并敷冻疮，治阴囊湿痒。松花为末止血，擦痘疮伤损，并湿烂不痂。松脂止痛生肌，熬膏贴崩中恶疮及牙痛。

---

① 専（fū 肤）：通"敷"。涂上；搽上。

松子与柏子同功。

侧柏叶

味苦涩微寒，入手足太阴、阳明经，功专养阴滋肺燥土，治吐衄崩淋，肠风尿血血痢，冷风湿脾。或炒或生用。桂、牡蛎为使，恶菊花，宜酒。

柏子仁

味甘，入足厥阴经，功专养心平肝润肾。得远志能交通心肾，得松子、麻仁治老人虚秘。炒研去油用，捣涂黄水疮甚效。畏菊花。

肉桂

味甘辛，入足厥阴经，功专疗沉寒痼冷，益火消阴，通经催生。得人参、麦冬、甘草能益中气，得紫石英治吐逆，得二苓、泽泻、白术行水。去粗皮用。得人参、甘草、麦冬良，忌生葱、石脂。足躄筋急，桂末和白酒涂外。肾偏肿，水调涂均效。产交趾者良。

桂心

味苦，入手少阴、足太阴经，功专引血化汗。内托痈疽，同丁香治痘疮灰塌。消瘀生肌，补虚寒，宣气血，利关节。治风痹癥瘕，噎膈腹满，心腹诸痛。桂枝去皮为桂心。

桂枝

味辛温，入足太阳经，功专温经通脉，去风止汗。得芍药、甘草能利营卫，得雄鸡肝治小儿遗尿。阴虚者忌服。

木槿花

辛温，同百药煎、孩儿茶作膏饼噙咽，生津辟臭化痰。治风虫牙痛。同麻油蒸熟润发及作面脂，以叶煎汤洗发去垢除风。嫩枝为桂枝。

枸杞子

味甘，入足厥阴、少阴经，功专补精血。得杜仲、萆薢治肾虚腰痛，得青盐、川椒治肝虚目暗。叶名天精草，苦甘而凉，清上焦心肺客热，代茶止消渴。子酒润捣用。得熟地良。便滑者宜避。

地骨皮

味甘淡，微苦，入手太阴经，功专退热除烦。得麦冬、小麦治劳渴，得青蒿子治虚热，得生地酒煮服治带下。若吐血尿血，捣鲜汁服效。妇人阴肿或生疮，以之煎水频洗良，中寒及便溏者忌。甘草水浸一宿用。有汗之骨蒸最宜。

山茱萸

味酸，入足厥阴、少阴经，功专助阳固阴。得熟地补肾虚，得五味摄精气。强阳不痿，小便不利者忌用。核滑精，用尤宜去。陈者良。恶防己、防风、桔梗。

酸枣仁

味甘酸而润，入手少阴、足少阳经，功专安神定志。得人参、茯苓治盗汗，得辰砂、乳香治胆虚不寐。炒用。恶防己。

杜仲

味苦辛，入足厥阴经，功专治肝虚，得羊肾治肾虚腰痛，得牡蛎治虚汗，得糯米、山药、枣肉治胎漏胎坠，得补骨脂、青盐、枸杞能壮肾阳。或酥酒炙，蜜炙，盐酒炒，姜汁炒，炒断丝用。恶元参。

女贞子

味甘苦而平，入足少阴经，功专益肝肾，安五脏，强腰膝，明耳目。得旱莲草、桑葚治虚损百病。惟阴虚者宜之，否则腹痛作泻。冬至采佳，捣汁熬膏，净瓶收固，埋地中七日，以之点风火赤眼神效。即冬青子也。叶苦平，除风散血消肿，治头痛目昏诸恶疮肿，以水煮叶，热贴胻①疮溃烂神效。

楮实

味甘，入足太阴、少阴经，功专软骨。得茯苓治水气臌胀。研末涂身面石疽，水浸取沉者，酒蒸用。皮治水肿气满尤捷。以汁和白及飞面，调和接纸，永不解脱。叶甘凉，祛湿热，治老少下痢瘴痢。为末，白痢姜汤下，赤痢砂糖汤下。一名谷实。

桑白皮

味甘，入手太阴经，得地骨皮泻肺，得白茯苓利水，得糯米治咳嗽吐血。肺气虚及风寒作嗽者慎用。续断、桂心为使，

---

① 胻（héng 横）：骨名，亦作骬。小腿胫、腓骨之统称。

忌铁。

桑枝

味甘苦，入手足太阴经，功专去风湿拘挛，得桂枝治肩臂痹痛，得槐枝、柳枝、桃枝洗遍身痒。

桑葚

味甘酸温，色紫黑，入足厥阴、少阴经，功专补水，利五脏关节，安魂镇神，聪耳明目，生津止渴，解金石药之燥，并利水消肿，醒酒，乌须。多食致衄。晒干为末，蜜丸良。鲜者煎膏入蜜炼稠，点汤服，名文武膏，能治瘰疬。入烧酒经年愈佳。

桑叶

味甘，入手足阳明经，功专清风热。得麦冬治劳热，得生地、阿胶、石膏、枇杷叶治肺燥咳血，得黑芝麻炼蜜为丸，除湿祛风明目。以之代茶，采取经霜者常服治盗汗。洗眼去风泪。以木作面盆洗面，去面上游风。

桑寄生

味甘苦，入足少阴经，功专坚肾，助筋骨，固齿长发，益血止崩，下乳安胎，和血除痹，外科散疮疡，追风湿。得阿胶、艾叶治胎动腹痛。以之捣汁服，治膈气。忌火。

山栀子

味苦，入手太阴经，功专除烦泻火。得滑石治血淋溺闭，得川乌治冷热腹痛，得香豉治肾燥，并吐虚烦客热，得茵陈治五黄。生用泻火，炒黑止血，姜汁炒止烦呕。内热用仁，表热用皮。

猪苓

味苦甘，入足少阴、太阳经，功专利水渗湿。得鸡矢①白治小儿溺闭。四苓散、五苓散多用之。用宜去皮。

黄柏

味苦，入足少阴经，功专去湿热。得肉桂治咽痛，得苍术治湿痿，加牛膝治湿热上行，得细辛泻膀胱火，得蛤粉治赤浊白淫，得参、术、草、姜、附、桂治中气不足，虚火上炎，致生口疮，引火归原。得知母滋阴降火，得竹沥浸涂小儿重舌。尺脉弱者忌服。生用降实火，蜜炙则不伤胃。炒黑止崩带，酒制治上，蜜制治中，盐制治下。恶干漆，得知母良。

枳实

味苦，入手太阴、阳明经，功专破积下痰。得白术去痰饮，得瓜蒌消痞结，得皂角通大便，得参、术、干姜则益气，得硝、黄、牵牛则破气。孕妇及气虚人忌。陈者良，麸炒用。

枳壳

即枳实之大者。其力稍缓。得桔梗治虚痞，得甘草治妇人体肥难产。

---

① 矢：通"屎"。《左传·文公十八年》曰："杀而埋之马矢之中。"

厚朴

味苦，入足太阴、阳明经，功专宽胸导湿。得苍术治湿满，得黄连治滞下，得杏仁能下气定喘。孕妇及脾胃虚者忌服。姜汁炒用。干姜为使。恶泽泻、硝石，忌豆。

槟榔

味苦辛，入手足阳明经，功专宣利脏腑壅滞。得枳①实治伤寒痞满，得木瓜治脚气冲心，得橘皮治金疮恶心，得木香调气，得黄芩、枳壳宽肠。聤耳②出脓为末吹之。游丹从脐起者以醋调末涂之。阴毛生虫，煎水洗即效。气虚下陷者勿服。

大腹皮

味辛温，入足阳明、太阴经，功专泄肺和脾，下气行水，通大小肠。主治水肿脚气，痞胀痰膈，瘴疟霍乱。气虚者忌用。

槐角

味苦寒，入足厥阴经，功专杀虫。得牛胆明目通神，得地榆、当归、防风、黄芩、枳壳治五种肠风泻血，得苦参治内外痔。十月上巳，采槐角纳牛胆中，阴干百日，食后吞一枚，能白发还黑，肠风血痔尤宜。惟性纯阴，虚寒虚热而非实火及孕妇均忌。去单子及五子者，铜槌捶碎，牛乳拌蒸。

---

① 枳：原作"只"，据参校本改，下同。
② 聤（tíng 停）耳：病名。多因外感风热、污水灌耳、湿热之邪蕴结肝胆经络或肝肾不足、虚火上炎等所致。症见耳道流脓、听力障碍，多发于儿童。

槐花

味苦凉，入手足阳明、足厥阴经，功专治肠风肠热。得郁金治小便血，得荆芥穗治大便血，得山栀治酒毒下血，得条芩治血崩，得牡蛎治赤白带。舌上无故出血，名舌衄，炒槐花为末掺之效，含蕊而陈者良。微炒用。忌同槐实。槐枝洗疮痔核并阴囊湿痒良。烧灰揩牙去虫。

苦楝子

味苦，入手少阴、足厥阴、少阴经，功专治诸疝。得延胡索治热厥心痛，得吴茱萸治气痛囊肿，得补骨脂、小茴香、食盐治偏坠痛不可忍。有虫耗其津液者，取根皮浓煎，少加麝服之，下其虫而渴自止。脾胃虚寒者宜忌。酒蒸去皮，核肉不并用。用核捶碎。茴香为使。一名金铃子。

蔓荆子

味辛甘微凉，入足太阳、厥阴经，功专凉诸经血，明目搜肝风。得皂荚、蒺藜治皮痹不仁，得羌活、防风治风热头痛。血虚有火者慎用，恶石膏、乌头。

石楠叶

味辛苦平有毒，入足厥阴经，功专治风痹脚弱。得藜芦、瓜丁共为末，吹入鼻少许，一日三度，内服牛黄平肝药，治小儿通睛。炙用。五加皮为使，恶小蓟。

辛夷

味辛，入手太阴、足阳明经，功专去头风鼻病，得川芎、薄荷、细辛、石膏治鼻塞流涕，不闻香臭。得南星、半夏、黄柏、牡蛎治鼻渊下如白脓。偶感风寒鼻塞及血虚火炽者均忌。去皮毛焙用。川芎为使。恶石脂，畏菖蒲、石膏、蒲黄、黄连。一名木笔花，一名迎春花。

郁李仁

味酸甘辛苦而平，入足太阴经，功专下气利水，治大肠燥涩。得醇酒能使人睡。津液不足者勿服。浸去皮尖，蜜浸研。

金樱子

味酸涩温，入手太阴、阳明经，功专治脾泄精滑。得芡实能固精，得缩砂能益精。去刺核研。泄泻由于火热暴注，小便不禁、精滑因于虚火炽者不可用。

诃子

味苦温，入手太阴、阳明经，功专下气涩肠，得乌梅、五味则收敛，得橘皮、厚朴则泄气，得肉果治水泻下利，得人参治肺虚寒嗽，得陈皮、砂仁治冷气腹胀。佐白术、莲子治虚寒久泻，佐樗皮①治肠澼便血，同蛇床、五味、山茱、续断、杜仲治虚寒带下。嗽痢初起，气虚肺热，湿热，火冲气喘，均忌。用宜酒蒸，去核焙。生用清金行气，熟用温胃固肠。核止咳痢。一名诃黎勒。

---

① 樗（chū 出）皮：又称樗白皮、臭椿皮、苦椿皮。具有清热燥湿、涩肠止血、止带杀虫的功效。主泄泻、痢疾、便血、崩漏、痔疮出血、带下、蛔虫症、疥癣。

乌药

味辛温，入足阳明、少阴经，功专消风顺气。得沉香治胸腹冷气，得益智仁治小便频数，得茴香、青皮、良姜治五积切痛，得人参、沉香、槟榔各磨浓汁合煎，治诸喘。气血虚而有内热者勿单服。酒浸一宿，炒或煨研用。并疗猫狗百病。

五加皮

味辛，入足厥阴、少阴经，功专壮筋骨，除风湿。得地骨皮治虚劳，得丹皮、当归治妇人血风。下部无风寒湿邪而有火，及肝肾虚而有火者勿服。远志为使。恶元参。叶作蔬食，去皮肤风湿。

椿樗

味苦温，入足阳明经，功专杀虫止利。得诃子、母丁香醋治休息利，得苍术、枳壳治脾毒肠风，得干姜、白芍、黄柏治湿热白带。得参为末，每日空心温酒或米饮下二钱，治年久脏毒血痢神效。性似寒，虚寒、阴虚以及痢疾积滞未尽者勿服。去粗皮，醋炙或蜜炙。忌猪肉、热面。

榆白皮

味平滑利，入手太阳、阳明经，功专通二便，利诸窍，行经脉，渗温热，滑胎，下有形留滞之物。治五淋肿满，嗽喘不眠，以醋调涂妒乳①效，火灼伤以末涂之良。去粗皮，取白用。

---

① 妒乳：病名，乳汁郁积之病证。出自《肘后备急方》卷五："凡乳汁不得泄，《内经》名妒乳，乃急于痈。"

秦皮

味苦涩，入足厥阴、少阳经，功专治风寒湿痹，得黄连、阿胶、白头翁治产后下痢。以秦皮煎汤，日日温洗，治赤眼生翳效。细辛、大戟为使，恶吴茱萸。

海桐皮

味苦辛，入足太阴、阳明经，功专祛风去湿杀虫。得苡仁、牛膝、川芎、羌活、地骨皮、五加皮、生地酒浸饮，治风蹙顽痹，腰膝疼痛。以蛇床子合为末，用腊猪脂调搽风癣良。

蕤仁

味甘微寒，入手少阴、厥阴、太阴经，功专消风散热，益水生光。治目赤肿痛，眦烂泪出，心腹邪热，结气痰癖。得细辛、竹叶煎水洗，治飞血眼。

密蒙花

味甘微寒，入足厥阴经，功专润燥，治目疾，得黄柏为丸，治目翳良。拣净酒润焙用。

芙蓉花

味辛平，性滑涎黏，入手太阴经，功专清肺凉血，散热止痛，或花或叶，或皮或根，生捣或干研为末，蜜调涂一切痈疽，留头，干则换之再涂。初起则痛止肿消，已成则脓出易敛。所云清凉膏、清露散、铁箍散，皆此物。如加赤小豆末，或苍耳烧存性为末，亦妙。经水不止，以芙蓉花、莲蓬壳等分为末，米饮下二钱，效。

山茶花

味甘辛寒，入足厥阴、手阳明经，功专凉血，治吐衄肠风下血。汤火伤，麻油调涂。鼻衄以之烧灰塞鼻效。用红者良。

杉木

味辛温，入手太阴经，功专去恶气，散风毒。治脚气肿痛，心腹胀满，洗毒疮。郑洵美以柳子厚得脚气，半夜痞绝，胁块如石，昏困欲死，传用杉木节一升，橘叶一升，无叶以皮代，大腹槟榔七枚，连子捶碎，童便三升，煮分二服，服一服，少顷大下，块散气通，名杉木汤。

木槿

味苦凉，入手足太阴、厥阴经，功专活血润燥，治肠风泻血，痢后热渴。作饮服令人得睡。以肥皂水浸，或浸汁磨拌雄黄擦顽癣及虫疮良。以槿皮二两，酒碗半，煎一碗，空心服，治带下。赤带用白酒，白带用红酒最妙。川产者佳。不宜多服。汤剂不入为是。

乌桕木

味苦凉，性沉降，入手阳明经，功专利水通肠，功胜大戟。疗疔肿，解砒毒。凡患肿毒，中砒毒者，不拘根皮花叶，捣汁多饮，得大利即愈。虫疮以油涂之良。虚者忌服。子可作烛。

水杨柳

味苦平，入手太阴经，功专起痘疮顶陷。用枝煎汤浴之，神效。

西河柳

味甘咸平，入手太阴经，功专消痞解酒，利小便，疗诸风，解诸毒。痧疹不出，嗽喘闷乱，以叶为末，服四钱。疹后痢，以砂糖调服最效。一名观音柳，一名柽柳。

皂角

味辛咸，性燥，气浮而散，入手太阴、阳明、足厥阴经，功专搜风泄热，通关窍而吐痰涎。搐鼻立作喷嚏。治中风口噤，胸痹喉痹。除湿去垢，消痰破坚，杀虫下胎。并治风湿风癞，喘肿痰壅，坚癥囊结。得白矾治中风不省人事，口噤。单服炙灰，治老人风秘。误吞铁物，研末服之神效。以皂角烧铁锅，锅遂碎如粉，其化铁可知。去皮子弦，或蜜炙酥炙，绞汁烧灰。柏实为使，恶麦冬，畏人参、苦参。皂刺味辛温，功同皂角，治肿毒妒乳，乳痈。汁不出，内结成肿，名妒乳。已溃勿服。肥皂荚味辛温微毒，除风湿，去垢腻。不拘奇疡恶毒，用生者子弦筋，捣烂醋和敷立愈，不愈再敷，奇验。忌铁。

棕榈

味苦，入足厥阴经，功专泄热收脱。得侧柏、卷柏炙灰存性服之，止远年下血，以及吐衄下痢崩带，肠风下血。凡九窍流溢及金疮跌打诸血，烧灰涂之即止。惟用年久败棕良，与发灰同用尤佳。

茶叶

味苦甘，入手足少阴、太阴、厥阴经，功专清心肺，涤肠胃，得甘菊治头痛，得生姜治滞下。酒后饮之，引入膀胱肾经，患瘕疝水肿。空心亦忌之。陈细者良。

吴茱萸

味辛苦，入足太阴、阳明、厥阴经，功专温中下气。得干姜治吞酸，得黄连、白芍治赤白下利，得茯苓治痰饮。惟损气动火，昏目发疮，病非寒滞有湿者勿用，即有寒湿者亦宜少用。开口陈久者良。滚汤泡去苦汁。止呕黄连水炒，治疝盐水炒，治血醋炒。恶丹参、硝石，畏紫石英。

蜀椒

味辛，入足太阴、阳明经，功专疗心腹冷痛，传尸劳①疰②。得地黄汁调养真元，得白茯苓补益心肾，得乌梅治蛔。阴虚火旺之人忌服。闭口者杀人，宜去之。微炒去汗，捣去里面黄壳，取红用，名椒红。得盐良。杏仁为使，畏雄黄、附子、防风、款冬、凉水、麻仁，中其毒者用凉水麻仁浆解之。一名川椒。秦产俗名花椒，实稍大。子名椒目，味辛，有小毒，专行水道，不行谷道，消水蛊，除胀定喘，及肾虚耳鸣。根辛热，杀虫，煎汤，洗脚气及湿疮。

---

① 传尸劳：一种相互传染而广泛流行的病证。症见寒热、盗汗、咳嗽、咯痰、咯血、疲乏、消瘦、饮食减少、泄利、腹部有块、遗精、白浊、经闭等。治宜益气养阴，清热杀虫。可选用獭爪丸、百部清金汤、润神散、黄连饮等方。

② 疰（zhù 住）：有灌注和久住之意，多指具有传染性和病程长的慢性病，主要指劳瘵。

荜澄茄

味辛大热有毒，入足太阴、阳明经，功专治膀胱冷气。得白豆蔻治噎食不纳，得高良姜治寒呃，得薄荷、荆芥治鼻塞不通，得荜茇为末，擦牙治齿浮热痛。若蜈蚣咬伤，荜澄茄嚼敷即愈。荜澄茄即胡椒之大者，一类二种。胡椒杀鱼肉鳖蕈毒，食料宜之。多食损肺发疮。

苏木

味甘咸辛平，入手足太阴、少阴、厥阴经，功专行血去瘀，宣表里之风。得乳香酒服，治产后败血上冲。得人参治败血乘虚入肺，夹虚气喘垂危。若刀斧断指，以末敷之，外以蚕茧缚好即接。虚甚无瘀滞者忌服。

沉香

味辛苦性温，入手足太阴、足阳明、少阴经，功专治气淋精寒。得木香治胞转不通，得肉苁蓉治大肠虚闭。得紫苏、白蔻仁为末，以柿蒂汤服，治胃冷久呃。色黑沉水者良。入汤剂磨汁，入丸散纸裹置怀中，待燥碾之。忌火。

檀香

味辛温，入手太阴、足少阴、手足阳明经，功专调脾肺，利胸膈，去邪恶，能引胃气上升，进饮食。得丹参、砂仁治妇女心腹诸痛。

降香

味辛温，入手太阴经，功专疗折伤金疮，止血定痛。得牛膝、生地治吐瘀血。为末敷金疮，结痂无瘢。怒气伤肝，用代郁金神效。一名紫藤香。

丁香

味辛温，入足阳明经，功专去胃寒。得甘蔗、生姜治朝暮吐，得柿蒂治呃逆，得五味子治奔豚，得生姜治食蟹致伤。性热而燥，证非虚寒者忌用，雌者为母丁香，即鸡舌香也。畏郁金，忌火。

乳香

味苦辛，入足厥阴经，功专活血伸筋。得枳壳令胎滑易产。得辰砂一两，枣仁、乳香各五钱，酒下治癫狂，须恣饮沉醉，听睡一二日勿惊动，其疾方愈，否则难治。加人参名宁志膏。得葱白等分捣敷玉茎痛。性黏难研，用钵坐热水中，以灯心同研易细，水飞过用。一名熏陆香。

没药

味苦，入足厥阴经，功专破血止痛。得乳香治跌扑损伤肿痛，得虎胫骨治历节风痛。孕妇忌。

枫脂香

味苦，入手太阴经，功专疗隐疹疯痒。得蛤粉、姜汁治吐血衄血。外科要品。一名白胶。

龙脑香

味辛苦，入手太阴、足厥阴经，功专治骨节间风。得猪血令心经痘毒宣发于表，得朱砂治牙痛，得葱汁治内外痔。一名冰片。

樟脑

味辛热，能于水中发火，入足厥阴经，功专通关利滞，除湿杀虫。置鞋底去脚气。得花椒、脂麻为末，先以退猪水洗过小儿秃疮，然后以末涂之效。

苏合香

味辛甘温，入手太阴、足厥阴经，功专通神辟恶。得安息诸香、荜茇、诃子、朱砂、犀角，治传尸鬼疰。

血竭

味甘咸平，有小毒，色赤入血分，入足厥阴经，功专散瘀生新，专除血痛。治金疮折跌，疮口不合，止痛生肌。却能引脓，不可多用，无瘀积者忌之。嵌脚痛及血痔，俱以末敷之。鼻衄以末吹之均效。一名麒麟竭。

阿魏

味辛，入足太阴、厥阴经，功专杀虫破癥，辟瘟消瘴。得丹砂为丸能截疟，得灵脂、黄狗胆治噎膈痞积。惟臭烈恐伤胃，气虚者须忌用。钵研细，热酒器上滤过入药。解蕈菜及自死牛马毒。

芦荟

味苦寒，入足厥阴经，功专凉膈热。得使君子治小儿脾疳，得朱砂治老人风秘，得甘草共为末，调敷湿癣良。胃虚者忌服。亦名象胆。

胡桐泪

味苦咸大寒，入足阳明经，功专杀虫，软坚除热。得地骨皮煎汤漱口，治牙疳宣露，脓血臭气。

芜荑

味辛苦，入足厥阴经，功专杀虫，得诃子治小儿冷痢，加豆蔻尤良。得槟榔能杀诸虫。陈久气膻者佳。

没石子

味苦温，入足少阴经，功专涩精固气，强阴助阳，止遗淋，除泄痢，收阴汗，乌须发。性偏不可轻用。一名无食子。

鬼箭羽

味苦寒酸涩，入足厥阴经，功专破血通经，堕胎杀虫祛祟。炙酥用。一名卫矛。

漆

味辛温有毒，入足厥阴经，功专消瘀破积。得白芜荑治小儿虫病，得牛膝、生地治妇女经闭，得大麦蘖治产后血气凝肿水疾，得柏子、山萸、枣仁治七伤证。血见漆即化为水，虚人及惯生大疮者忌服。炒令烟尽为度，或烧存性。半夏为使，畏川椒、紫苏、鸡子、蟹。漆得蟹而成水。中漆毒者，服杉木汤、紫苏汤、蟹汤俱可解，生漆疮者煎汤洗之，立愈。

巴豆

味辛，入手足阳明经，功专荡涤脏腑。得杏仁治飞尸鬼疰，得乱发灰治舌上出血，得白矾疗天丝入咽。得雄黄、郁金为丸，津咽下，名解毒丸，治缠喉急痹。然系厉剂，不可轻用。去油名巴豆霜。芫花为使，畏大黄、黄连、凉水。中巴豆毒者，以此解之，或黑豆、绿豆均佳。得火良。巴豆一钱，石灰拌过，人信①一钱，糯米五分炒研，点疣痣黑子。

荆沥

味甘平，入手足太阴、足阳明经，功专除风热，化痰涎，开经络，行血气。治中风失音，惊痫痰迷，眩晕烦闷，消渴热痫，为去风化实痰之妙品。姜汁助送，则不凝滞。

竹沥

味甘，入手少阴、足阳明经，功专豁痰下气。得姜汁治中风口噤，得葛根汁治小儿伤寒。和黄连、黄柏、黄丹敷小儿吻疮效。得茯苓治子烦。姜汁为使。

竹茹

味甘，入足阳明经，功专清热利气。得瓜蒌治伤寒劳复，得参、苓、芩、草治产后烦热。刮去青皮，用第二层。

竹叶

味甘寒辛淡，入手少阴、足阳明经，功专清心消渴。得石

---

① 信：即砒石。

膏治伤寒发热大渴，得陈皮治上气发热，得小麦、石膏治时行发黄。竹根同叶煎汤，洗妇人子宫下脱。

淡竹叶

味甘寒，入手少阴、厥阴经，功专清心，得麦冬去烦热，利小便。

天竹黄

味甘微寒，入手厥阴经，功专凉心去风热，利窍豁痰，镇肝明目。功同竹沥而和缓，惟真者难得。即竹中黄粉，须出南海者。

雷丸

味苦寒有小毒，入手足阳明经，功专消积杀虫。腹中得应声虫，非此莫治。甘草水浸一宿，酒拌蒸或炮用。厚朴、芫花为使，恶葛根。又名竹苓。

卷三　果部

大枣

味甘微苦辛酸咸，气香，入足太阴阳明经，功专和营。得生姜则和卫治疟疾，得小麦、甘草治脏躁悲伤。诸疮久坏不愈，以枣膏煎洗效。食枣闭气，食椒即解。中满及风疾痰热齿痛、小儿疳病均忌。杀乌附毒。忌与葱、鱼同食。

杏仁

味甘苦，入手太阴经气分，功专散结润燥。得门冬能润心肺，得柿饼治肺病咯血，得童便能补肺劫劳，得陈皮治气闭昼便难。其性毒，能杀虫治疮，制锡狗①毒，消狗肉积。因虚而咳嗽便闭者忌之。双仁者杀人。去皮尖炒研，发散连皮尖研。得火良，恶葛根、黄芩、黄芪。杏子肉酸热，孕妇忌食。

巴旦杏仁

味甘平，入手太阴经，功专降逆。有湿痰者勿服。得麻黄、甘草治诸忤。

乌梅

味酸涩温，入手足厥阴、太阴经，功专敛肺固肠，解渴止吐。得建曲、干姜治休息痢，得黄连、灶下土等分为末，茶调

---

① 锡狗：疯狗。

服治血痢。若大便不通，气奔欲死，以乌梅数颗，汤浸去核，丸枣大，纳入下部，少时即通。疸愈后有肉突起，烧灰存性，研末敷之即平。若痰厥僵仆，牙关紧闭，取肉揩牙龈，涎出即开。若过食酸梅齿齼①者，嚼胡桃肉即解。衣生霉点者，梅叶煎汤洗之即去。清水揉梅叶洗蕉葛衣，经夏不脆。

桃仁

味苦甘辛，入手足厥阴经血分，功专破瘀润肠，止心腹痛。得吴茱萸治冷劳减食，得延胡索、川楝子治肝厥胃脘痛。妇人阴痒，杵桃仁绵裹塞之。阴肿敷之立效。疟疾寒热，以桃仁一百枚，去皮尖，置钵内研成膏，不得犯生水，入黄丹三钱，丸梧子大，每服三丸，当发日面北温酒下，合此丸须端午午时。忌妇人鸡犬见。

栗

味甘咸温，入足太阴、少阴经，功专厚肠胃，补肾气，多食闭气。小儿疳疮，生嚼敷之良，并止鼻衄。涂筋骨碎断，消肿痛，行瘀血，风干者佳。壳止便血，壳内薄皮治骨鲠，俱烧灰存性用。

梨

味甘微酸寒，入手太阴经，功专清热嗽止渴，润肺凉心。得黑穞豆治痰喘气急，得丁香治反胃。切片贴汤火伤。脾虚而

① 齼（chǔ 楚）：形容牙齿接触酸味时的感觉。宋代曾几《曾宏甫分饷洞庭柑》诗："莫向君家樊素口，瓠犀微齼远山颦。"

泻者忌，乳妇及金疮勿食。捣汁熬膏良，加姜汁、蜜尤佳，清痰止嗽。与莱菔相间收藏则不烂。取汁点眼，消赤肿胬肉神效。

柿

味甘冷，入手太阴、少阴经，功专润肺止嗽，清胃理烦。干柿甘寒，涩肠止泄，消宿血，治热咳、反胃。以之烧灰，每服二钱，治下血。柿霜生津化痰，治咽喉口舌痛。柿性颇寒，肺经无火及寒咳冷痢滑泄者忌之。若与蟹同食，腹痛作泻。柿蒂得丁香、生姜开郁散痰，治呃逆不止，从治之法则然，试之颇验。

木瓜

味酸，入足太阴、厥阴经，功专去湿痹脚气，霍乱转筋，腰足无力。多食损齿、骨，病癃闭。陈者良。木瓜切片铺席上，可辟除壁虱。为末，以鳝鱼身上涎调贴反①花痔疮，甚效。

山楂

味酸甘微温，入足太阴、厥阴经，功专消食起痘。得茴香治偏坠疝气，得紫草治痘疹干黑，得砂糖去恶露，治少腹痛。脾虚恶食者忌服。凡用人参不宜者，服山楂即解。化肉积甚速。冻疮涂之即愈。治疝、催生用核良。

橘皮

味苦辛，入足阳明、太阴经，功专利气止呕。得白术补脾，

---

① 反：通"翻"。

得甘草补肺，得杏仁治大肠气闭，亦治脚气冲心，得桃仁治大肠血闭，得生姜治呕哕厥冷，得神曲、生姜治经年气嗽，得麝香治妇人乳痈，得半夏治湿痰。童便浸治痰咳，姜汁炒治痰积寒痰。盐水炒入下焦，蜜炙入中焦。

橘核

味苦，入足厥阴经，功专行肝气，消肿散毒，腰肾疼痛。得荔核治疝。酒炒良。叶散乳痈。

橘络

味淡微苦，入足少阴经，功专通经络滞气脉胀，驱皮里膜外积痰。

青皮

味辛苦温，色青气烈，入足厥阴经，功专疏肝泻肺，治肝气郁积，胁痛多怒，久疟结癖，疝痛乳肿。发汗，有汗及气虚人禁用。醋炒用。叶治胸膈气逆，消肿散毒，妇人妒乳，内外吹，乳岩乳痈，用之皆效。

佛手柑

味苦酸温，入手足太阴经，功专理上焦气而止呕，进中州食而健脾。除心头痰水，治痰气咳嗽，心下气痛。独用损气，宜与参、术并行。陈久者良。一名香橼，古名枸橼。

香栾

味甘酸辛平，入手足太阴、阳明经，功专下气消食，快膈化痰，解酒毒。治饮酒人口气，去肠胃中恶气，散愤懑之气，能疗妊妇不思食。虚而无滞者禁，孕妇气虚勿与。

花红

味酸涩甘温，入手足太阴、阳明经，功专生津。治消渴泄精水痢，小儿闪癖。为末和醋敷瘰疬良。多吃发热，闭百脉。

枇杷叶

味苦，入手太阴经，功专下气止呕。得茅根治瘟病发呕，得山栀治赤鼻面疮，得丁香、人参治反胃呕哕，得款冬、紫菀、杏仁、桑皮、木通，少加大黄蜜丸，治肺热久嗽，身如火燎，肌瘦将成劳。去毛用。治胃病姜汁涂炙黄，治肺病蜜水炙黄。

枇杷

味甘酸平，入手太阴经，功专止渴下气，利肺气，止吐逆，除上焦热，润五脏。多食发痰热伤脾。同肉及热面食，令人患热黄疾。

杨梅

味酸甘温，入手足太阴、厥阴经，功专去痰止呕生津。烧灰服断下痢。多食发热衄血。忌与生葱同食。

石榴皮

味酸涩温，入手太阴、足少阴经，功专涩肠止痢。便血崩中带下之病，合陈壁土。少加明矾煎洗脱肛，再以五倍子研末敷而托上之良。点眼止泪，涂疮拔毒。

银杏

味甘苦，入手太阴经，功专收涩。熟食温肺益气，定痰哮，敛喘嗽，缩小便，止带浊，杀虫去虱。麻黄一钱，银杏十枚，治喘效。多食壅气。一名白果。叶辟诸虫。

胡桃

味甘，入足阳明、手太阴经，功专补命门，暖丹田。得杏仁治喘嗽，得骨脂补下焦阳虚。与姜同嚼噙咽，治寒呛。同葱姜茶捣煎，发汗散寒。肺热火炽者忌。润燥去皮，敛涩连皮。油者杀虫，以油调冰片少许滴耳中，治耳内生耳聤。壳外青皮乌须。

荔枝核

味甘温涩，入足太阴、厥阴经，功专散滞气、辟寒邪。得香附治胃脘痛，妇人血气痛。得茴香、青皮治癫疝卵肿，加酒服尤妙。无寒湿滞气者勿服。烧存性用。荔枝甘酸热，连皮核烧存性为末，白汤调下，治呃逆。壳发痘疮，并解荔枝热。荔核多吃损齿。有火者忌。

龙眼肉

味甘平润，入足太阴、厥阴经，功专补心长智，悦胃培脾。疗健忘与怔忡，能安神而熟寐，一切思虑过度、劳伤心脾、血不归脾诸症。凡受风寒者忌。

橄榄

味甘涩平，入手太阴经，功专清肺开胃，下气除烦，生津解酒，利咽喉，解河豚毒。每月以核两个，磨汁拌砂糖吃，两年之后，永不出痘，奇验。磨核汁治鱼骨鲠，仁研涂唇燥裂。

榧子

味甘涩平，入手足阳明经，功专杀虫消积。多食引火入肺，反绿豆。寇氏①云：多食润肠。

海松子

味甘温香，入手太阴、阳明经，功专润肺开胃，散水气，除诸风。得胡桃加倍。炼蜜为丸或同服，治肺燥咳嗽。得柏子仁、麻仁熔蜡为丸，名三仁丸，治虚秘，黄芪汤下。有湿痰及便溏精滑者忌。

枳椇

味甘平，入手太阴经，功专止渴除烦。得麝香解酒毒，多食发蛔虫。一名木蜜，俗名鸡距。入酒酒化为水。

落花生

味辛甘香，入手太阴经，功专润肺补脾。和平可贵。多食生痰。

甜瓜

味甘寒，入足太阳、阳明经，功专清烦止渴，解暑泄。胃滑肠泻者忌吃。

① 寇氏：指宋代药学家寇宗奭，撰有《本草衍义》二十卷。

瓜蒂

味苦寒，有小毒，入足阳明经，功专引吐。得淡豆豉、赤小豆吐中有散。叶捣汁涂头生发。偏头痛以瓜蒂晒干，生研末，纳鼻中出黄水即愈。即甜瓜蒂也。

西瓜

味甘寒，入手太阴、足阳明经，功专解暑除烦，利便醒酒，止渴清热。有寒湿者勿食。瓜子壳治吐血，肠风下血。

甘蔗

味甘，入足太阴、阳明经，功专润肺生津。得姜汁治反胃，得麦冬、生地治春温液涸。以皮晒干生研，麻油调涂秃疮良。中满滑泻者勿食。

白砂糖

味甘温，入足太阴经，功专补脾缓肝，润肺和中，消痰治嗽。坚白如冰者为冰糖。食韭口臭，糖汤可解。

紫砂糖

味甘温，入足太阴、阳明经，功用与白相仿，惟白者炎上，紫者达下。产后同益母草膏和服，下恶露。

莲子

味甘平而涩，入足太阴、少阴经，功专清心固肾。得乳香、益智治遗精白浊，得炙草治赤浊，得陈仓米治噤口痢。大便燥者勿服。去心皮，蒸熟焙干。得枸杞、白术、山药、茯苓良。

石莲子

味苦，入手少阴经，功专清心除烦，开胃进食。治噤口痢淋浊诸证。无湿热而虚寒者勿服。

莲蕊须

味甘平涩，入足少阴经，功专清心涩精。得黑牵牛、当归治久近痔漏，得黄柏治欲火梦遗。小便不利者勿服。

藕衣节

味涩平，入手少阴、足阳明、厥阴经，功专消瘀血。得发灰治血淋，得酒可解蟹毒。和地黄捣汁，热酒童便饮，治产后血闷。得梨汁治上焦痰热。熟捣涂坼裂冻疮。莲花贴天泡湿疮神效。

败莲房

味涩，入足厥阴经，功专消瘀血。得厥阴经药治大便下血。

荷叶

味苦平，入足太阴、阳明经，功专升少阳生气。得升麻、苍术治雷头风，得僵蚕、胡荽治痘疮倒陷。独用叶炙灰酒服治遗精。虚者禁用。紫背荷叶主治同上，而功益捷。

菱角

味甘寒，入足阳明经，功专安中消暑，止渴解酒。食菱伤者，服酒或姜汁即愈。

芡实

味甘涩，入手太阴、足少阴经，功专暖元阳。得生地止血，得金樱子涩精，得菟丝子实大便。大小便不利者勿服。

荸荠

味甘寒滑，入足太阴、阳明经，功专消食攻积，除胸中实热。治五种噎膈消渴，黄疸血症虫毒。能毁铜。得陈海蜇煎汤服，消胸中顽痰，通大便。小儿口疮，炙灰敷之良。性凉不可多吃，孕妇大忌。

慈菇

味苦甘微寒，入足太阴、厥阴经，功专解百毒。产后血闷攻心欲死，产难胞衣不出，捣汁服一升。并治石淋。多食发病。

卷四 蔬部

韭菜

味辛温微酸，入足厥阴经，功专温脾益胃，止泻痢而散逆冷，助肾补阳，固精气而暖腰膝，散瘀血，逐停痰。入血分而行气，治吐衄损伤一切血病。以生蟹与韭菜捣烂，童便、黄酒煎服，治跌打损伤神效。得姜汁、牛乳治反胃噎膈，得桔梗治死血留胃中作痛，得五苓散为丸，茴香汤下，治肾气上攻致心腹作痛。多食昏目，忌蜜。百虫入耳，韭汁灌之即出。聤耳出水，韭汁日滴三次效。漆疮作痒，韭叶杵敷之立愈。

韭子

味辛甘温，入足少阴、厥阴经，功专补肝肾。得龙骨、桑螵蛸治遗尿泄精、溺血、白带、白淫等症。下部有火，阴气不固者勿服。每日空心生吞二十粒，盐汤下，治梦遗溺白。烧熏虫牙痛良。韭花食之动风。

葱白

味辛散平，入手太阴、足阳明经，功专发汗解肌，通上下阳气。得附子、干姜、人尿、猪胆汁治面赤格阳于上，热药不入。得香豉、阿胶治胎动。若患外痔，先用木鳖煎洗，以葱涎对蜜调敷，其凉如冰，数次即愈。葱管吹盐入玉茎中，治小便不通及转脬危急者极效。以葱白安脐上，熨阴毒腹痛。并烧灰涂折伤，止痛无瘢。以茎叶煎汤频洗水病足肿，奇效。能解药毒、鱼肉毒、蚯蚓毒，涂猘犬伤。同蜜食，毒如砒。同大枣、犬、雉食，令人病。

薤白

味苦辛温，入手太阴、阳明经，功专散，滑利散结。得瓜蒌、半夏治胸痹刺痛。若中恶猝死，即捣汁灌鼻中。奔豚气痛，捣汁饮神效。忌牛肉。

大蒜

味辛温，入手足太阴、阳明经，功专开胃健脾，通五脏，达诸窍。捣烂麻油调敷消痈肿、破癥积。捣和地浆温服，治中暑不醒。捣贴足心治鼻衄。捣纳肛门，治关格不通。敷脐消水，利大小便。切片灼艾灸一切外疡邪痹肿毒。得黄丹止疟。然性热气臭，生痰动火，散气耗血，昏目，损神伐性，有热者切勿沾唇。忌蜜。

芸薹

味辛温，入手足太阴经，功专散血消肿。捣贴游风丹肿乳痈难产，神效。多食动疾发疮。子治妇人血刺，小腹痛不可忍，微炒加桂心一两，良姜半两为末，醋糊丸梧子大，每淡醋汤下五丸神效。油杀虫。一名油菜。

白芥子

味辛温，入手足太阴经，功专通行经络，发汗散寒，温中开胃，利气豁痰。研末酒服一钱，治反胃上气。与白芷等分为末，姜汁和涂脚气肿痛神效。有疮疡痔疾便血者俱忌。芥菜子主治略同。

莱菔子

味辛温平，入手太阴经，功专长于利气。生用吐风痰，散风寒，发疮疹。炒熟定咳嗽痰喘，调下痢后重，止内痛，消食除膨。虚弱者忌服。得生姜捣汁，入麝少许搐鼻内，治年久头风。

莱菔

味辛甘平，生食升气，熟食降气，入手太阴经，功专宽中消食，化痰散瘀。治吐衄咳嗽吞酸，利二便，解酒毒，制面毒、豆腐积。生捣涂跌打汤火伤。噤口痢及老人痰喘，瓦罐炖熟淡食良。反首乌、地黄，忌姜。以姜能制其毒。多食耗气渗血。同生地食，令人白须发。

生姜

味辛温，入手太阴、足阳明经，功专散邪和中。得大枣和营卫，得附子温经散寒，得杏仁下胸膈冷气，得露水治暑疟。杀半夏、南星、菌蕈、野禽毒，辟露雾山岚瘴气。叶捣汁饮，消食鲙成癥。

姜汁

味辛温润，入手太阴、足阳明经，功专治噎膈反胃。得童便治痰中暴卒。合黄明胶熬膏，贴风湿痹痛。

姜皮

味辛凉，入足太阴经，功专和脾行水。治浮肿胀满，得茶治痢。热痢留皮，冷痢去皮大妙。

煨姜

味辛，入手少阴、手足太阴、阳明经，功专和营卫。不散不燥，与大枣并用，行脾胃之津液。

干姜

味辛热，入手少阴、足太阴经，功专逐寒邪而发表温经，燥脾湿而定呕消痰。同五味利肺气而治寒嗽。开五脏六腑，通四肢关节，宣诸络脉，治冷痹寒痞、反胃、下痢腹痛、癥瘕积胀，开胃扶脾，消食去滞。母姜晒干，白净结实者良。

黑姜

味辛苦大热，入手足太阴、阳明经，功专去恶生新，使阳生阴长。得芎、归、甘草、红花名生化汤，为产后去瘀要药。惟性易僭上，凡以之治中，宜佐大枣。多服损阴伤目，孕妇尤忌。

胡荽

味辛温微毒，入足太阴、阳明经，功专消谷，止头痛，通小腹气及心窍，利大小肠。其香窜辟一切不正之气。痧疹痘疮不出，煎酒喷之，除头面勿喷，盖覆令暖即出。并取汁涂赤丹，煎汤洗面上黑子。久食损神，令人多忘，病人食之脚软。一名芫荽。

蔓菁子

味辛平，泻热解毒，入手太阴、足厥阴经，功专利水明目。

捣服治黄疸腹胀，和蜜服治癥瘕积，小儿血痢。醋调末敷秃疮，盐调末敷乳痈、蜘蛛咬毒。根解酒毒，并敷阴囊肿大如斗神效。叶利五脏，消食下气治嗽。若飞丝入眼。用叶揉烂滴汁三两点自出。一名诸葛菜。

胡萝卜

味甘平，入手足阳明经，功专宽中下气，散肠胃滞气。元时始自胡地来，气味似莱菔，微有羊臊气，有黄赤二种，子似莳萝。可和食料，以锅底灰煨之，去外皮，治痰喘，并治时痢。

水芹

味甘平，入手足太阴、阳明经，功专去伏热及头中风热，利口齿及大小肠，治烦渴崩中带下，五种黄病。小便出血，捣汁煎服愈。

旱芹

味甘寒，入足阳明、厥阴经，功专除心下烦热，下瘀血，止霍乱。凡结核气，旱芹晒干为末，油煎成膏摩之，日三五度便愈。

蓬蒿菜

味甘辛凉，入足太阴、阳明经，功专安心气，和脾胃，消痰饮，利肠胃。

白菜

味甘平，入手足阳明经，功专利肠胃，除胸中烦，解酒，消渴食下气。治瘴气，止热嗽，和中利大小便。捣生汁敷小儿赤游丹、漆毒均效。黄芽菜尤美而益人。一名菘菜，山东直隶者最佳。

菠菜

味甘冷滑，入手太阳、阳明经，功专通肠利脏，得鸡肫皮①治消渴引饮。

荠菜

味甘温，入手少阴、太阴、足厥阴经，功专利五脏，益肝和中。根益胃明目，治目痛。同叶烧灰，治赤白痢极效。蜜汤调。子明目，名蒫实，又名菥蓂②子。花治久痢，为末枣汤服。布席下辟诸虫。释家取其茎作挑灯杖，可辟蚊蛾，谓之护生草即此。

苋菜

味甘冷，入手足阳明经，功专除热，通九窍，利肠滑胎，治初痢。忌同鳖食。子明目。

马齿苋

味酸寒，入手阳明、足厥阴经，功专散血解毒，祛风杀虫。合鸡子白煎服，治赤白带下痢。小便热淋，以之捣汁饮即愈。煎膏涂秃疮湿癣恶疮良。丹毒捣汁饮，以滓涂之。利肠滑胎。

---

① 鸡肫（zhūn 谆）皮：一名鸡内金。味甘，性平，无毒，主泄痢的药品。

② 菥蓂（xī míng 希明）：一年生草本植物。

子治青盲及目中出泪出脓。亦忌鱼鳖。

生菜

味苦寒，入手少阴、太阴、足厥阴经，功专利五脏，通经脉，开膈宽胸，解热毒酒毒，止渴利肠。鱼脐疮头白痛甚，以针刺破头，将白苣汁滴孔中良。一名白苣。

莴苣

味苦冷微毒，入手少阴经，功专通乳汁，杀虫蛇毒。小便不通，捣叶敷脐上良。

翘摇

味辛平，入手足太阴、阳明经，功专利五脏，明耳目，去风热，止热疟。即巢菜，俗名花草。其子活血明目。药店以此子伪充沙苑蒺藜，性殊。

莼菜

味甘寒滑，入足太阴、阳明经，功专消渴热痹热疸，逐水解百毒。

羊蹄菜

味苦寒，入手少阴经，功专治产后风秘，捣汁入水半盏煎之，空心温服。头风白屑，以根杵同羊胆汁涂之永除。即秃菜。

甜菜

味甘苦凉滑微毒，入手足太阴经，功专疗时行壮热。捣汁服并敷禽兽伤。食之动气，冷气人食之必泻。子醋浸揩面，去粉刺，润泽有光。一名善逮菜，又名君达菜。

黄瓜菜

味甘微苦寒，入手阳明经，功专通结利肠。一名黄花菜。

鱼腥草

味辛微寒，有小毒，入手太阴经，功专散热毒，痈肿疮痔脱肛，断痁①疾，解砒毒。敷恶疮白秃。捣汁入陈久芥菜卤饮之，治肺痈神效。多食令人气喘。

蕨草

味甘寒滑，入手少阴、太阳经，功专去暴热，利水道。

芋

味辛平滑，有小毒，入手足阳明经，功专宽胃通肠。和鱼煮食，下气调中。

土芋

味甘辛寒，有小毒，入手足阳明经，功专厚肠胃，生研水服解药毒。俗名香芋。

山药

味甘，入足太阴经，功专健脾。得羊肉补脾阴，得熟地固

---

① 痁（shān 山）：疟疾。

肾精。以矾水煮山药晒干，同茯苓等分为末，治小便数。山药半生半炒米饮下，治噤口痢。忌与面同食。

甘薯

味甘平，入足太阴经，功专补虚乏，益气力，健脾胃，强肾阴。即山薯。

百合

味甘苦，入手少阴、太阴经，功专清肺。得款冬花治痰嗽带血。独用煎服，治百合病及吐血。

竹笋

味甘微寒，入手太阴、足阳明经，功专利膈，下气化热，爽胃消痰。虚人及小儿不宜多吃，因其滑肠。痘症尤宜忌之。

茄子

味甘寒而利，入手足太阴、阳明经，功专散血宽肠，动风发病。多食伤子宫。老黄茄子治乳头裂，根煎汁洗冻疮，折蒂烧灰治口疮，俱获奇效。以鲜茄蒂、鲜首乌等分煮饮，治对口疮神验。以马尿浸根三日，酒炒为末，点牙即落。一名落苏。

壶卢

味甘平滑，入手太阴、足阳明经，功专利水通小便。治腹胀黄肿，以亚腰壶卢，连子烧存性，每服一个，食前温酒或白汤下，十余日必愈。一名匏瓜，俗名葫芦。

冬瓜

味甘寒，入手太阴、足太阳经，功专泻热益脾，利二便，消水肿，止消渴，散热毒痈肿。去皮切片，酒水煮烂，去渣熬浓，每夜涂面，变黑为白，光泽异常。子补肝明目，疟疾寒热，肠胃内壅，最为要药。叶焙研敷多年恶疮。一名白瓜。

南瓜

味甘温，入手太阴经，功专补中益气。与羊肉同食，令人气壅。瓜蒂一个烧存性研末，拌炒米粉食，每日一个，食数次，治胎滑奇验。

越瓜

味甘寒，入手足阳明经，功专利肠胃，去烦热，解酒毒。

胡瓜

味甘寒，有小毒，入手足太阴经，功专清热解渴，利水道。根捣敷狐刺肿毒奇验。一名黄瓜。

丝瓜

味甘冷，入足厥阴经，功专凉血解毒，除风化痰，通经络，行血脉。得槐花治肠风下血，得芦根、桃仁治痈。痘疮出不快者，烧存性，入朱砂，蜜水调服良。一名天罗，一名蛮瓜。

茭白

味甘冷，入手足太阴经，功专利五脏。去烦热，除目黄，解酒毒，利二便，治酒皶面赤、白癞疬疡、风热目赤。惟滑利而冷，甚不益人，宜少吃为妙，有病者尤忌。实名雕胡米。饥可作粮。

紫菜

味甘寒咸，入手太阴经，功专消瘿瘤积块，治热气烦塞咽喉。多食令人腹痛，发气，吐白沫，饮热醋少许即止。

海粉

味甘寒咸，入手太阴、足阳明经，功专清坚顽热痰，消瘿瘤积块，治热烦，养阴气。

石花菜

味甘咸大寒滑，入手足太阴、阳明经，功专去上焦浮热，发下部虚寒。

龙须菜

味甘寒微咸，入足太阳、太阴经，功专清热消瘿，利小便。

木耳

味甘平，有小毒，入手足阳明足厥阴经，功专利五脏，宣肠胃，治五痔及一切血证。生古槐、桑树者良，柘树者次之。地耳甘寒明目，石耳甘平明目益精。

香蕈

味甘平，入足厥阴经，功专破血治风。松蕈治溲浊不禁。

蘑菇

味甘寒，入手足太阴经，功专益肠胃，理气化痰。土菌一名地蕈，有毒，烧敷疮疥良。

鸡㙡①

味甘平，入手足太阴经，功专益胃，神于治痔。一名鸡菌，出云南沙地者较他处佳，广西出者名雷菌。

---

① 㙡（zōng 宗）：一种大型真菌，可食用。

卷五　五谷部

粳米

味甘平，入手足太阴、阳明经，功专和胃补中，得石膏、附子皆取其留中也。惟北粳、白粳、陈粳凉，赤粳、新粳热，南粳温。且有早中晚三收，晚者得金气多，尤能清热。凡人嗜生米久成瘕，治以鸡屎白即愈。米泔，古名米潘①，第二次者清而可用，清热止烦渴，利小便凉血。

陈仓米

味咸，入手阳明经，功专补中益气。得人参治脾虚泄泻，得沉香治胃反噎塞。若一切恶疮，百药不效者，以陈仓米炙灰，麻油调敷即愈。

杵头糠

味辛甘，入足阳明经，功专治膈气噎塞。得人参、石莲治咽喉不利。

糯米

味甘温，入手足太阴、阳明经，功专补脾肺虚寒，坚大便，缩小便，收自汗，发痘疮。同龙骨、牡蛎为末，扑汗良。然性黏滞，病人及小儿忌之。

---

① 潘（shěn 审）：《说文解字·水部》：“潘，汁也。”

谷芽

味甘温，入手足太阴、阳明经，功专开胃醒脾，下气和中，消食化积。炒用。得砂仁、白术能使人进食，妇人食之断乳。

饴糖

味甘温，入手足太阴、阳明经，功专补中益气，健脾化痰，润肺止嗽。中满吐逆，酒病牙疳咸忌，肾病尤不可服。误吞稻芒，频食饴即愈。按用之建中，得桂枝为良。

籼米

味甘温，入手足太阴经，功专益气补中，和脾养胃，除湿止泄。

稷

味甘平，入手足太阴、阳明经，功专益气和中，宜脾利胃。即黍之不黏者。茎治通身水肿，煎汤浴效。

黍

味甘温，入手足阳明、太阴经，功专益气补中。即稷之黏者。久食发热。根治心气疼痛，煎汤服良。

粱

味甘，入手足太阴、阳明经，功专益气和中，除烦渴，止霍乱下利，利大小便。惟黄粱平，白粱、青粱微凉，黄粱尤得土气之中和，较他谷最益脾胃。粟之大者为粱。手足生疣，白粱米粉铁铫炒赤研细，以众人唾和，涂之厚寸许，即消。

粟

味咸淡微寒，入手足太阴、少阴经，功专补虚损，益丹田，开脾胃，利小便，治反胃热痢。粱之小者为粟。小儿重舌，嚼哺之效。

秫

味甘微寒，入手太阴经，功专治肺疟。得半夏治不能寐。杂安胎药中，治妊娠下黄汁。粱米、粟米之黏者为秫，即糯黄米也。以为粉炒熟，用砂糖拌食，治胃弱泄。

穄子

味甘涩，入手足太阴、阳明经，功专补中益气，厚肠胃，济饥①。一名龙爪粟，又名鸭爪稗。

蜀黍

味甘涩温，入手足太阴、阳明经，功专温中涩肠胃，止霍乱。黏者与黍米同功。一名高粱，一名芦穄，俗名蜀秫，又名芦粟。

玉蜀黍

味甘平，入手足阳明经，功专调中开胃。根叶治小便淋沥，

---

① 济饥：济，救济、济助。宋代释宗杲《偈颂一百六十首其七》曰："吃饭济饥，饮水定渴。"

沙石痛不可忍。一名玉高粱。

菰米

味甘冷，入手足阳明经，功专止渴解烦热，调肠胃，可疗饥。一名菱米。

东墙子

味甘平，入手足太阴、厥阴经，功专益气轻身，久服不饥，坚筋骨，能步行，可为饭食。

蓬草子

味酸涩平，入手足太阴、阳明经，功专疗饥，作饭食不饥，无异粳米。

苟草子

味甘寒，入手足阳明经，功专去热，利肠胃，益气力，久食忘饥，一名守气生。

薪①草子

味甘平，入手足太阴、阳明经，功专补虚羸损乏，温肠胃，止呕逆，久食健人，轻身不饥。

---

① 薪（shī 诗）：植物名。《博物志》曰："海上有草焉，名薪，其实食之如大麦。"

稗①

味甘苦微寒，入手足太阴、阳明经，功专益气宣脾。曹植曾有"芳菰精稗"②之称。金疮出血不已，捣敷或研末掺之即止，甚验。

薏苡仁

味甘淡，入足阳明经，功专祛寒湿筋挛。得麻黄、杏仁治风湿周痹，得郁李仁治水肿喘急。以猪肺蘸末服，治肺痿肺痈咳吐脓血。多食薏仁，令人健饭。大便燥结，因寒筋急勿用。其力缓，必须倍于他药。炒研。

御米壳

味涩平酸，入足少阴经，功专止泻。得乌梅治久嗽不止，得陈皮、乌梅治热痢便血。泻痢初起及风寒作嗽忌用。一名丽春花。凡使壳洗去蒂及筋膜，取薄皮醋炒或蜜炒。得醋、乌梅、陈皮良。

阿芙蓉

味酸涩，入手足太阴、阳明、少阴经，功专涩精固肠。得木香、黄连治久痢不止。此即罂粟花之浆，俗作鸦片烟，贻害无穷。御米即其子，甘寒润燥，煮粥食治反胃，加人参良。

---

① 稗（bài 拜）：一年生草本植物，稻田里的一种杂草。
② 芳菰精稗：《文选·曹植〈七启〉》曰："芳菰精稗，霜蓄露葵。"张铣注："菰、稗，草名，其实如细米，可以为饭。"

黑大豆

味甘寒，色黑，入手足少阴、厥阴经，功专补肾镇心明目。得牯牛胆治肝虚目暗，得天花粉治肾虚消渴，得独活治产后中风。捣涂一切肿毒，煮食利大便。紧小者入药更佳。盐水煮食，尤能补肾。畏五参、龙胆、猪肉，忌厚朴，得诸胆汁、石蜜、牡蛎、杏仁、前胡良。卒然中风不语，大豆煮汁煎稠如饴含之，并饮汁治喉痹。

黄大豆

味甘温，入手足太阴、阳明经，功专宽中下气，利大肠，消水肿。凡痘毒生在要处，恐致残疾，令其母嚼烂生黄豆厚敷之即消，另生他处。豆油辛甘热微毒，涂疮疥，解发膇。

白豆

味甘平，入手足太阴、阳明经，功专补五脏，暖肠胃，调中。叶煮食，利五脏，下气。

赤小豆

味甘酸平，入手少阴、太阳经，功专散血利水。得桑皮祛湿肿，得通草能下气，得鸡子敷痈疡，同鲤鱼煮食消水肿。凡外疡溃烂，为末敷之立效。性极黏，入苎根末则不黏。止渴，解酒，通乳汁，下胞胎，久食令人瘦。半红半黑者名相思子，一名红豆，苦平有毒，吐心腹邪气，风痰瘴疟虫蛊毒，研二十七枚服。

绿豆

味甘寒，入足太阴、阳明，通行十二经，功专解金石草木毒。得黑大豆、黑小豆治天行痘疮，得白麻骨治不寐。功在绿皮，去皮即壅气。去浮风而润肤，利小便以治胀，厚肠胃以和脾。痘疮溃烂，以豆粉扑之良。手足折伤，以豆粉新铫炒紫色，井水调，厚敷纸上贴伤处，复用杉皮扎住，其效如神。惟胃寒者忌。

豌豆

味甘平，入足阳明经，功专治吐逆泄痢，消渴腹胀，研末涂痈肿痘疮。

蚕豆

味甘涩温，入手足太阴、阳明经，功专补中益气，涩精实肠。发芽则全不闭涩，香甘可口。误吞针入腹，以蚕豆同韭菜多食之，莫食别物，其针自由大便出，甚验。亦有胡桃肉同食者，取其速下也。

豇豆

味涩平，入手太阴经，功专散血消肿，清热解毒。治消渴，吐逆泄痢，便数，解鼠莽毒。

白扁豆

味甘，入手太阴经，功专下气消暑。得香薷治霍乱吐利，得天花粉消渴。炒研米汤调服，治赤白带。伤寒邪炽者勿服。

用皮胜于用肉，以皮清暑而不壅气，若用之补脾，则皮肉全用为是。

稆豆

味苦涩温，入手足太阴、阳明经，功专健脾胃，治贼风风痹。俗名马料豆。

刀豆

味甘温，入手足阳明经，功专温中下气，利肠胃，益肾归原。取子烧存性，白汤调服，治呃逆神效。

黎豆

味甘微苦温，有小毒，入手足太阴经，功专温中益气。多食发闷，一名狸豆，以豆作狸首纹，故名。

淡豆豉

味苦寒，入手太阴经，功专泄肺清热，下气调中。得葱则发汗，得山栀则吐，得盐亦吐，得酒治风，得薤治痢，得蒜止血，炒熟又能止汗。若伤寒直中三阴与传入阴经及热结胸烦闷，宜下不宜汗者，均须忌服。

大豆卷

味甘平，入足阳明经，功专除胃中积热，消水病胀满，破妇人恶血，疗湿痹筋挛膝痛。小儿撮口，初生豆芽研烂绞汁，和乳灌少许即愈。

豆腐

味甘咸寒，入手足太阴、阳明经，功专清热散血，和脾胃，消胀满，下大肠浊气。中其毒者，以莱菔子汤解之。

蒸饼

味甘平，入足太阴、阳明经，功专消谷利水。得大蒜、淡豆豉为丸，治久淋。

小麦

味甘微寒，入手少阴经，功专养心镇肝。得通草治老人五淋，得海藻消项下瘿气。麸醋拌蒸，散血止痛，熨腰脚折伤，风湿痹痛，寒湿脚气，五易至汗出良。浮小麦，味咸凉，止虚汗盗汗，劳热骨蒸，即水淘浮起者。焙用。麦奴即麦将熟，穗上有黑霉，其黑霉名麦奴，取之治阳毒温毒，渴热发狂，以及温疟，甚效。陈麦柴堆在露天者最好，用三五根洗净泥，剪寸许长，煎服，治难产神效。

大麦

味甘咸微寒，入手足太阴、阳明经，功专补虚劳，壮血脉，益颜色，实五脏，益气调中，除热止泄，疗消渴，化谷食。石蜜为使。面平胃宽胸，下气消积，疗缠喉风，作粥食良。得针砂、没石子能染须杆，得豇豆、荸荠煮食，治春夏受湿，渐成胸闷，肚大如鼓，神效。

麦芽

味咸，入足太阴、少阴、厥阴经，功专消食下气，产后退乳。得川椒、干姜治谷劳嗜卧，得蜜能下胎。乳胀欲成痈，单用一二两炒煎服立消，并消果食积。

麦粉

味甘凉，入手足太阴、厥阴经，功专和五脏，调经络。醋熬成膏，消一切痈肿，汤火伤。俗名小粉。面筋，味甘凉，性黏泞，食之难消，炒煎熏炙助火伤阴，病人及小儿宜忌。

穬①麦

味甘微寒，入手足太阴经，功专补中除热，久服力健。

荞麦

味甘寒，入手足太阴、阳明经，功专降气宽肠，治肠胃沉积，泄痢带浊，敷痘疮溃烂汤火伤。虚寒者忌食。以荸荠汁同荞麦调敷脚鸡眼三日，鸡眼疔即拔出，甚验。头风风眼，荞麦粉作饼贴眼四角，以米大艾炷灸之，神效。

胡麻

味甘辛，入足少阴、手阳明经，功专润燥。得桑叶逐风湿，坚筋骨，得苦参、蒺藜治大疯疥癞，屡验。皮肉俱黑者良。精气不固者宜忌。一名脂麻，一名巨胜子。又有所谓壁虱胡麻者，一名亚麻，治大疯疥癞，以此为最。

大麻仁

味甘，入手阳明、足太阴经，功专缓脾润燥。得当归、厚

---

① 穬（kuàng 况）：稻麦等有芒的谷物。

朴等辛药，乃能利大肠。卒被毒箭，捣烂煮汁饮。赤游丹以之涂敷均效。并能催生通乳，惟肠滑者忌服。畏牡蛎、白薇、茯苓。一名火麻。

神曲

味甘辛，入手足太阴、阳明经，功专化水谷，运积滞。得麦芽、杏仁治胃虚不克，得苍术能壮脾进饮食，得茱萸治暴泄不止，得木香消糕粽积。脾阴虚、胃火盛及有孕者忌服。

红曲

味甘温，入营而破血，燥胃消食。忌同神曲。陈者良。

酱

味咸冷利，入手足太阴、阳明、少阴经，功专杀百药及热汤火毒，并一切鱼肉蔬菜覃毒。入药当用豆酱，陈者佳。

醋

味酸苦温，入足厥阴经，功专散瘀，治产后血逆。得芪、芍、桂枝治黄汗，得麻黄、清酒治黄疸，得木香治心痛，得黄柏治口疮，调荔枝核末涂瘰疬结核，杀鱼肉毒。多食损筋骨。米醋良。一名苦酒。衣沾药汁①，以醋洗之即去。

酒

味甘苦淡，入手足太阴、阳明、厥阴经，功专升散，和药

---

① 汁：原作"滋"，据参校本改。

煎服，用为向导，可以通行一身之表，引药至极高之分。热饮伤肺，温饮和中，少饮和血，行气壮神御寒，辟邪逐秽，暖水脏，行药力。过饮伤神耗血，损胃烁精，动火生痰，发怒助欲，及生湿热诸症，烧酒之损人尤烈。醇而无灰陈久者佳。畏绿豆粉、枳椇子、葛花、咸卤。

卷六 金石部

金

味辛平有毒，入手少阴、太阴、足厥阴经，功专镇心肝，安魂魄，专治惊痫风热肝胆之病。磨细屑挑开疗头抹入，能拔疗根。丸散用箔为衣，煎剂加入药煮。畏锡、水银，五金遇水银皆碎，其相畏如此。银功用略同。食物有毒，以银箸插入即变黑色。

自然铜

味辛，入足厥阴经，功专治折伤，续筋骨，去瘀止痛。得折伤必有瘀血凝滞经络，须审其虚实，佐以养血补气温经之品。产铜坑中，火煅①醋淬七次，细研，甘草水飞用。

铜青

味酸平微毒，入手足太阴、厥阴经，功专吐风痰，止疡血，理气痛。服之损血。杀虫有效，以醋制铜刮用。头上有虱，铜青、明矾末掺之良。走马牙疳②，用溺桶中白垢火煅一钱，入铜绿三分，麝香一分，敷之立愈。一名铜绿。

---

① 火煅（xiā）：煅，火气盛也。火煅谓放在火中烧。
② 走马牙疳：病名，指牙龈红肿、溃烂疼痛、流腐臭脓血等症。见《景岳全书·杂证谟》："走马牙疳，牙床腐烂，齿牙脱落，谓之走马者，言其急也，此盖热毒蕴蓄而然。"

铅

味甘寒辛，入手足太阴、厥阴经，功专坠痰安神，明目，杀虫，乌须，疗恶疮。得当归接骨续筋，得黍米治腹中鳖瘕，得猪脂疗误吞金银，单用煎汤服，解硫黄毒。性带阴毒，伤人心胃。一名胡粉。

铅丹

味咸寒沉重，入手足太阴、少阴经，功专坠痰止惊。单用涂黄水疮神效。得龙骨、牡蛎治心脏神惊。一名黄丹。

密陀僧

味辛平有小毒，入手足太阴、厥阴经，功专坠痰镇惊，止血散肿。以馒头劈开，将密陀僧为末放其中，夹腋下，治狐臭气。食之令人寒中。

古文钱

味辛平有毒，入足厥阴经，功专治目中障瘀，腐蚀坏肉，妇人生产横逆，心腹痛，月隔五淋。或烧醋淬，或煮汁。若唇肿黑痛，痒不可忍，以钱在石上磨汁，同猪脂涂之数遍即愈。目卒不见，石上磨汁注眦中效。

铁

味辛平有毒，入手少阴、足太阴厥阴经，功专镇心平肝，定惊疗狂，消痈解毒。煅时砧上打落者名铁落，即铁屑，治怒狂，研粉敷癣良。如尘飞起者名铁精，器物生衣者名铁锈，盐醋浸出者名铁华。畏磁石、皂荚，以皂荚木烧锅即裂，相克可知。真钢砂功专破积平肝，得黄连、苦参治热胀腹泻。

针砂

味辛平，入手太阴经，功专消水肿黄疸，散瘿瘤，乌发须。此是作针所磋之针屑。

云母石

味甘平，入手足太阴、厥阴经，功专除邪安脏。得蜀漆、龙骨治牝疟①，同黄丹熬膏贴痈疽金疮，以云母粉敷金疮出血最妙。泽泻为使，恶羊肉。

白石英

味甘辛，入手足少阴、阳明经，功专治痿痹肺痈，实大肠，利小便。得朱砂治惊悸，得磁石治耳聋。白如水晶者良。

紫石英

味甘辛温，入手少阴、足厥阴经，功专治子宫寒不孕，镇心去怯，益肝去枯。火煅醋淬七次，研末水飞。二英俱畏附子、黄连。痈肿毒气，以紫石英煅淬为末，生姜、米醋煎敷之良。

丹砂

味甘凉，入手少阴经，功专镇心安魄，辟邪解毒，止渴下

---

① 牝（pìn 聘）疟：疟疾之多寒者。见《金匮要略·疟病脉证并治》："疟多寒者，名曰牝疟。"

胎。得远志、龙骨养心气，得丹参、当归养心血，得生地、枸杞养肾阴，得厚朴、川椒养脾，得南星、川乌祛风。独用多服，令人呆闷。辰产名箭镞砂最良。畏盐、米，恶磁石，忌一切血。

水银

味辛寒阴毒，入手足太阴经，功专杀虫，治疮疥虮虱，解金银铜锡毒，堕胎绝孕。从丹砂烧煅而出，得铅则凝，得硫则结，并枣肉入唾研则碎，散失在地者，以花椒末、茶末收之。畏磁石、砒霜。

轻粉

味辛冷燥有毒，入手足太阴经，功专杀虫治疮，劫痰消积。善入经络，癥瘕药有用之者，不可轻服。土茯苓、黄连、黑铅、铁浆、陈酱能制其毒。

银朱

味辛温有毒，入手足太阴经，功专破积滞，劫痰涎，散结胸，疗疥癣恶疮，杀虫虱。性燥烈，功过同轻粉。

雄黄

味辛，入足阳明、厥阴经，功专解毒胜邪。得黑铅治结阴，得朱砂、猪心血治癫痫。雌黄主治略同。血虚者大忌。阴肿如斗，雄黄、矾石各二两，甘草一尺，水五升，煮二升浸之良。

石膏

味甘辛，入足阳明、手太阴、少阳经，功专解肌发汗。得桂枝治温疟，得苍术治中暍①，得知母、甘草、粳米治胃腑大热。少壮火热者功效甚速，老弱虚寒者祸不旋踵。病邪未入阳明者，切勿遽投，或因其性太寒，用火煅则不甚伤胃，但少用则难见功，且须先煎。鸡子为使，恶巴豆，畏铁。亦名寒水石。

滑石

味甘寒，入足太阳经，功专发汗，利小便。得甘草解暑止泻，加红曲治赤痢，加干姜治白痢。凡脾虚下陷及精滑有孕，病当发表者均忌。石韦为使，宜甘草。

赤石脂

味甘温酸涩，入手足阳明经，功专厚肠止利。得干姜、粳米治下利脓血，得蜀椒、附子治心痛彻背，得故纸②等分为末，米饮下，治经水过多。研粉或煅研，水飞用，畏芫花，恶大黄、松脂。

禹余粮

味甘平性涩，入手足阳明经，功专镇固下焦。得赤石脂治伤寒下利，得干姜治赤白带下，得牡蛎、乌贼骨、桂心治崩中带下。是药既能固下，亦能催生。

炉甘石

味甘温，入足阳明经，功专止血消肿，收湿祛痰，治烂腿，

---

① 中暍（zhòng yē 众耶）：中暑。《说文》曰："暍，伤暑也。从日，曷声。"
② 故纸：即破故纸，又名补骨脂，别名紫金殿。

去赤翳。得海螵蛸、硼砂各一两，朱砂五钱，研极细末，点目神效。以之煅醋淬七次，与儿茶为末，麻油调敷下疳阴疮。今之黄铜，皆炉甘石所点。

无名异

味咸甘，入足厥阴经，功专和血。醋磨涂治金疮折伤，痈疽肿毒，止痛生肌。

钟乳

味甘温，入足阳明经，功专强阴益阳，通百节，利九窍，补虚劳，下乳汁。肺虚喘急不息，以光明钟乳粉五钱，蜡三两化和，饭甑①内蒸熟，研丸梧子大，温水下一丸。气甚慓悍，命门火衰者只可暂用，否则有害。蛇床为使，畏紫石英，恶牡丹，忌胡荽、葱、蒜、羊血、参、术。一名鹅管。

煤

味甘辛温有毒，入手太阴、足厥阴经，功专治妇人血气痛及诸毒疮金疮出血。中煤气毒者，饮冷水或白萝卜即愈。

石灰

味辛温毒烈，入手足太阴、厥阴经，功专坚物散血，定痛生肌，止金疮血。以黄牛胆汁和纳胆中，阴干用甚效。风化者良。古矿灰名地龙骨，棺中者尤佳。痰核红肿寒热，状如瘰疬，石灰火煅为末，以白果肉同捣贴之。如无白果，蜜亦可，奇效。

---

① 甑（zèng 赠）：古代炊具，底部有许多小孔，放在鬲（lì）上蒸食物。

海浮石

味咸寒，入手太阴、足厥阴经，功专软坚润下，止嗽止渴，通淋，化上焦老痰，消瘿瘤结核。多服损人血气。头核脑痹，头枕后生核，正者为脑，侧者为痹，白浮石烧存性为末，入轻粉少许，麻油调涂，或加干牛粪尤妙。亦治头痘。得香附、姜汁治疝气茎缩囊肿，咳嗽不止，末服良。

阳起石

咸温，入足少阴经，功专补右肾命门，治阴痿精乏，子宫虚冷，腰膝冷痹，水肿瘕瘕，煅淬研粉，新汲水调涂丹毒肿痒。桑螵蛸为使，恶泽泻、菌桂，畏菟丝子，忌羊血。

磁石

味辛，入足少阴经，功专温肾镇怯。得熟地、山萸肉治耳聋，得朱砂、神曲能交心肾。色黑能吸铁者真。火煅醋淬，研末水飞，或醋煮三日夜。柴胡为使，恶牡丹。一名吸铁石。

代赭石

味苦寒，入足厥阴经，功专入血镇逆。得冬瓜仁治慢惊风，得旋覆治心下痞鞕噫气。煅红醋淬水飞，干姜为使，畏雄、附。

空青

味甘酸寒，入足厥阴经，功专益肝明目，通窍利水。真者难得。

石胆

味酸，入足少阳经，功专吐痰解毒。得醋治喉痹垂死，得乳香、没药、大枣敷杨梅毒，神效。市人多以醋揉青矾伪之。畏桂、白薇、辛夷、芫花。小儿鼻疳蚀烂，胆矾烧烟尽研末掺之效。一名胆矾。

礜①石

味辛大热有毒，入手足太阴经，功专治坚癖痼冷，寒湿风痹。不炼服杀人。恶羊血。

砒石

味辛苦酸，大热大毒，砒霜尤烈，入手足太阴、阳明经，功专燥痰。作吐药疗痰在胸膈，除哮截疟。外用蚀败肉，杀虫，枯痔。信州者良，衡州次之。生名砒黄，炼名砒霜。锡之苗也，故锡亦有毒。以大枣一个去核，将砒霜放入少许，用线扎紧，瓦上焙焦，研细末，磁瓶收贮，专涂牙根痒烂神效，名砒枣散。畏羊血、冷水、绿豆。

青礞石

味甘咸，入足厥阴经，功专利痰止惊。得硝石、赤石脂治一切痰积痼疾，得焰硝治惊风危证，得焰硝、大黄、黄芩、沉香名滚痰丸。气弱血虚者忌。

---

① 礜（yù 玉）：矿物，是制砷和亚砷酸的原料，煅成末，可用来毒老鼠。

花蕊石

味酸涩气平，入足厥阴经，功专化血为水，止金疮出血，下死胎胞衣及胎产恶血、血晕等症。有花蕊石散，多服损阴血。煅研水飞用。一名花乳石。

石燕

味甘凉，入手足太阴、少阴、阳明经，功专利窍行湿热，治诸般淋沥，月水淋浊，赤白带下，肠风痔瘘，眼目瘴翳。或煮汁，或磨汁，为末水飞亦可。

石蟹

味咸寒，入足厥阴经，功专治青盲目翳。得羚羊角、决明治胬肉攀睛。若喉痹肿痛，以石蟹磨汁饮，并涂喉外。醋磨敷痈肿。

食盐

味咸甘辛寒，入手足少阴、太阴、阳明经，功专润下软坚。笑不休症，盐炒赤煎沸，饮之即止。体如虫行，痒不可当，煎浴良。洗目去风。凡痰嗽哮证、血病消渴及水胀俱大忌。

戎盐

味咸寒，入手足少阴、太阴、阳明经，功专助水脏，益精气。得杜仲、补骨脂补肝阳，得川椒明目。一名青盐。

凝水石

味辛咸大寒，入手足少阴、太阴、阳明经，功专治时气热盛，口渴水肿。亦名寒水石。古方所用寒水石是凝水石，唐宋诸方用寒水石即石膏。

元精石

味咸寒而降，入手足太阴、阳明经，功专治上盛下虚，救阴助阳，有扶危拯逆之功。正阳丹用治伤寒壮热，来复丹用治伏暑热泻。

朴硝

味苦咸性降，入手足太阴、阳明经，功专逐腑积聚。得大黄直入大肠，涤垢通经堕胎。芒硝经炼稍缓，能柔五金，化七十二石为水。生于卤地，刮取煎炼，在底者为朴硝，在上者为芒硝，有牙者为马牙硝，置风日中消尽水气，轻白如粉为风化硝。大黄为使。

火硝

味苦辛性升，入手太阴经，功专破积散坚。得僵蚕、冰硼吹喉中治喉痹。

元明粉

味辛甘咸冷，入足阳明经，功专去胃中实热，荡肠中宿垢。得大黄止泻痢。无实热而胃虚者禁用。忌苦参。

硇砂

味咸苦辛热有毒，入手足太阴、足阳明经，功专消食破瘀，治噎膈癥瘕，去目翳胬肉。若鼻中息肉，点之即落。悬痈卒肿，硇砂五钱绵裹含之，咽津即安。但能烂五金而化心为血，不可轻用。出西域火焰山者佳。

硼砂

味甘咸凉，色白质轻，入手足太阳、阳明经，功专除上焦胸膈痰热，治喉痹口齿诸病。能柔五金，去垢腻，治噎膈，积块结核，胬肉目翳，骨鲠，制汞哑铜。证非有余不可轻用。

硫黄

味酸，入足太阴、少阴、厥阴经，功专驱寒燥湿，补火壮阳。得半夏治久年哮喘，得艾治阴毒伤寒。乌鲗、五味合硫黄敷妇人阴脱。能化五金而干汞。畏细辛、醋、血。番舶者良。

白矾

味酸寒，入手足太阴、阳明经，功专吐痰解毒。得黄蜡解一切肿毒。暑天痧症，昏迷瞀乱，急含少许或冲服立愈，得川郁金治痫疾。多食损心肺伤骨。甘草为使，畏麻黄，恶牡蛎。

绿矾

味酸凉，入手太阴、阳明经，功专燥湿化痰，解毒杀虫，利小便，消食积。醋调咽汁散喉痹。苍术二斤米泔浸，黄酒面曲四两，炒绛矾一斤，醋拌晒干入瓶，火煅为末，醋和丸酒下，治木克土，心腹中满，或黄肿如土色，名伐木丸。煅赤名绛矾，未煅者亦名皂矾，不可轻服。

卷七　人部

发

味苦平，入足少阴、厥阴经，功专止血通淋。得龟板、芎、归治交骨不开，得猪膏治阴吹。小儿惊热，合鸡子黄煎为汁服。鼻衄吹鼻。皂荚水洗净，入罐，固煅存性。一名血余。

牙齿

味咸热，有毒，入手足太阴经，功专治痘疮倒靥，以豮①猪血调下一钱。若服凉药而血涩倒陷者，加麝香少许，酒服。煅退火毒，研细水飞用。

人中黄

味甘寒，入手足阳明经，功专清痰火，消食积，大解五脏实热，治阳毒热狂，痘疮血热，黑陷不起。伤寒非阳明实热，痘疮非紫黑干枯，均禁。金汁主治同人中黄，一名粪清。

人中白

味咸凉，入手太阴经，功专降火散瘀，治肺瘀鼻衄，劳热消渴，痘疮倒陷，牙疳口疮。得麻仁、阿胶治血虚便闭，得鸡矢治蜘蛛咬毒。阳虚无火，食不消，肠不实者忌之。又名溺白

---

① 豮（fén 焚）：阉割过的猪。

垽①，煅用。

童便

味咸寒，入手太阴经，功专润肺清瘀，治肺痿失音，吐衄损伤，胞衣不下，产后血晕，败血入肺。阴虚火嗽，火热如燎者，惟此可治。当热饮，或入姜汁行痰、韭汁散瘀。冬月热汤温之。

秋石

味咸，入足少阴经，功专滋肾水，养丹田。得乳粉能固元阳，延年不老。得茯苓、菟丝治遗浊。得茯苓、莲肉、芡实、枣肉治色欲过度，遗精，小便数。食物中用，肿胀代盐。

乳汁

味甘咸，入手足太阴、阳明、太阳经，功专润五脏，补血液，止消渴，泽皮肤，清烦热，理噎膈，悦颜色，利肠。得黄连点赤眼。虚寒滑泄、胃弱者禁服。乳与食同进，即成积滞发泻。人乳、人参末等分蜜丸，名参乳丸，大补气血。乳须择无病妇人者，水顿取粉用。百虫入耳，以乳滴之即出。得梨汁能消痰补虚，得酒治卒不能语。

天癸

味咸，入足厥阴经，功专治热病劳复。得人乳、童便滴入鼻内，治瞳神反背。

---

① 垽（yìn 印）：渣滓，沉淀物。

紫河车

味咸，性温，入手足太阴、厥阴经，功专大补气血，治一切虚劳损极，恍惚失志，癫痫。以初胎无病妇人而色紫者良，洗净、酒蒸、焙研。得熟地、天冬、牛膝、杜仲补肾益精。坎气①禀心肾之气，得当归、麝香治脐汁不干。得乳汁、朱砂解胎毒痘患。烧末煎服治疟。

---

① 坎气：干燥的脐带。

卷八　禽兽部

燕窝

味甘平淡，入手太阴经，功专养肺阴，化痰止嗽，补而能清，为调理虚损痨瘵之圣药，一切病之由于肺虚，不能清肃下行者，此皆可治。开胃气，已劳痢，益小儿痘疹，用陈久糙米色者佳。喉闭不能下咽，人已神昏，用燕巢泥、雄黄、高粱酒浸透涂喉咽外两旁边，中留一线之缝，遂即喉能下咽。如牙关紧闭，先以乌梅擦牙根，再以燕巢泥等涂喉外方妙。燕窝脚名血燕，色红紫，功用相仿，性重达下，微咸润下，治噎膈妙。假燕窝无边无毛，或微有毛，色白如银丝，服之无益。

夜明砂

味辛寒，入手足厥阴经血分，功专散血明目。得石决明、猪肝治鸡盲。淘净焙。恶白薇、白蔹。小儿魃病，以红纱袋盛夜明砂佩之。魃音奇，小儿鬼也。一名天鼠矢。

五灵脂

味甘温，气味俱厚，入足厥阴经，功专散血止痛。得蒲黄治心腹疼痛，产后恶露刺痛。得雄黄酒调敷蛇咬伤。血虚无瘀者忌服。恶人参。研末酒飞去砂石用。行血宜生，止血宜炒。油调末涂风癞良。一名寒号虫。

雀

味甘温，入手足少阴、太阳经，功专壮阳起阳道，令人有子，益精髓，暖腰膝，缩小便，治血崩带下。得蛇床子熬膏，和药丸服，补下，谓之驿马丸。得附子熬膏丸治虚寒，名雀附丸。凡阴虚火盛及服白术、李并猪肝切忌。孕妇尤须避之。头血取点雀盲，数十次即愈。雀卵酸温，益精血，治男子阴痿不起，女子带下，便溺不利。和天雄服之，令茎不衰。

鸽

味咸平，入手足太阳经，功专解诸药毒，治恶疮风癣，白癜疬疡风，唯色白者入药。卵解疮毒痘毒。屎名左盘龙，消腹中痞块，瘰疬诸疮，疗破伤风及阴毒垂死者。人马疥疮炒研敷之，驴马和草饲之。消肿杀虫，头疮白秃，鸽粪①研末敷之，先以醋泔洗净。

鸡

味甘温，入手足太阴、阳明经，功专补虚温中。以血涂面，沥口吹鼻，治中恶惊忤。鸡子甘平，益气补血。鸡子略敲损，浸尿缸中三日，煮熟，姜汁竹沥汤送下，治年深哮喘风痰。醋煮鸡子治赤白痢。哺鸡子壳主治伤寒劳复，研敷下疳，麻油调搽痘毒神效。卵中白皮治久嗽结气。鸡肫皮一名鸡内金，又名脾胵②，甘平，性涩，鸡之脾也，消水谷，除烦热，通小肠膀

---

① 粪：原作"粉"，据参校本改。
② 脾胵（bì chī 毕吃）：指鸟类的胃脘。

胱，治泻痢便数遗溺，血崩溺血带下，肠风膈消反胃，小儿食疟。男用雌，女用雄。鸡屎白，微寒，下气消积，通利大小便，治蛊胀。合米炒，治米癥①。醋和涂蚯蚓、蜈蚣咬毒。小儿紧唇，以之研敷，有涎易去。牙痛以之烧末，绵裹咬患处效。鸡汁煮粥食，固胎。然性升发，有宿疾者宜禁食。鸡屎一名鸡矢②醴。

乌骨鸡

味甘咸，入手太阴，足厥阴、少阴经，功专补劳伤。得凉血补精药治劳瘵。鬼击卒死者，用乌鸡冠血沥口中令咽，仍破此鸡拓心下，冷乃弃之道边妙。骨肉俱黑者佳。男用雌，女用雄。女科有乌鸡丸。

雉

味酸甘微③寒，入足太阴经，功专补中，益气力，止泄痢，治蚁瘘④，动风。有宿疾者禁忌。即野鸡也。

鹅

味甘温有毒，入足厥阴经，功专发风发疮。火熏者尤毒。卵甘温，补中气，多食发痼疾。鹅血愈噎膈反胃。痔疮有核，白鹅胆二三枚，取汁，入熊胆二分，片脑五厘，研匀，密封磁

---

① 米癥：因嗜食生米夹痰瘀而成的癥积。
② 矢：原作"失"，据参校本改。
③ 微：原作"味"，据参校本改。
④ 蚁瘘：指项下忽肿一块，渐延至颈，偶破出水碗许，烂久不合，或伴咽喉肿痛，饮食吞咽不利。多由忧思郁怒、气滞血瘀所致。

器内勿泄气，用时以手指涂之立效。噎膈病，白鹅尾毛烧灰，米汤下，每服一钱，数次即愈。

鹈鹕油

味咸温滑，入足少阴、太阴经，功专涂痈肿，治风痹，透经络，通耳聋，引诸药透入病所。

鹜

味甘平微咸。入手太阴、足少阴经，功专补阴除蒸，止嗽利水，治热痢，化虚痰。白毛而老者良。葛可久[1]有白凤膏，治虚劳。热血解石砒毒及中恶溺死者，并涂蚯蚓咬疮。卵甘寒咸，除心腹膈热，多食发冷气，令人气短胸闷，小儿多食脚软，生疮者食之令恶肉突出。不可合鳖肉、李子、桑葚食。头利小便，治水肿。脑涂冻疮良。即鸭也。

凫[2]

味甘凉，入手太阴、足少阴经，功专补中益气，平胃消食，治水肿及热毒，风气恶疮。身上有诸小热疮，年久不愈者，但多食之即愈。并杀脏腑一切虫。忌与胡桃、木耳、豆豉同食。即野鸭也。

---

① 葛可久：指葛乾孙，元代医家，撰有《十药神书》等。

② 凫（fú 浮）：俗称野鸭。

鸊鷉①

味甘平，入手太阴、足少阴经，功专补中益气。一名刁鸭，又名油鸭。似鸭而小，苍白文②多脂，冬月取之，五味炙食甚美。膏滴耳中治耳聋。

鹭鸶

味咸平，入手太阴经，功专益脾补气，治虚瘦。一名白鹭。

斑鸠

味甘平，入手太阴、足少阴经，功专益气，助阴阳，明目愈噎。血热饮治蛊。

鹊

味甘寒，入手足太阴、太阳经及阳明经，功专消结热，治消渴，通淋去风及大小肠涩，并四肢烦热，胸膈痰结。入药用雄。烧毛作屑，纳水中，浮者是雄。

猪

味咸寒，入手足太阴、少阴、阳明经，功专疗肾气虚竭，润肠胃，生精液，丰肌体，泽皮肤。惟生痰招风，阳痿及伤风寒病初起者，均忌食。心血可作补心之向导。肝同夜明砂作丸，治雀目。肚入胃健脾。肺蘸薏仁末治肺虚咳嗽。肾咸冷，通肾，

---

① 鸊鷉（pì tī 辟梯）：因体形短圆，在水上浮沉宛如葫芦，故又名水葫芦。

② 文：通"纹"。

治腰痛耳聋。肠得黄连治肠风血痔。胆汁寒滑，泻肝胆之火，明目疗疳，醋和灌谷道，治大便不通。脂膏润燥利肠。脊髓补虚劳之脊痛。蹄得通草通乳汁。尾血和龙脑治痘疮倒靥。均以母蹄为妙。猪肤即外厚皮，得白蜜、米粉治少阴下痢咽痛。猪脑毒不可食。猪肉反乌梅、桔梗。猪脂得血余治阴吹。肝切片入阴户，治阴蚀，虫皆入肝内，数易即愈。

狗

味咸酸温，入手太阴、足少阴经，功专暖脾益胃，补虚寒，助阳事。狗宝结成狗腹中者，专攻翻胃，善理疔疮。气壮多火，阳事易举，热病之后及孕妇均忌。反商陆，畏杏仁，恶蒜。

羊

味甘热，入手足太阴经，功专补虚劳，益气力。仲景治虚羸瘦劳，有当归羊肉汤。胆苦，腊月入蜜胆中，纸套笼住，悬檐下，待霜出，扫取点眼。又入蜜胆中蒸之，候干研为膏。每含少许或点之，名二百味草花膏。以羊食百草，蜂采百花也。肺通肺气，止咳嗽，利小便。肾益精助阳。胲①结成羊腹中者，除翻胃。角明目杀虫。血生饮，治产后血晕闷绝，及中金银丹石砒硫毒。乳补肺肾，润胃脘大肠之燥，治反胃消渴，口疮舌肿。蜘蛛咬伤，有浑身生丝者，饮之良。误吞铜铁，以羊胫骨灰三钱，米饮下。反半夏、菖蒲。忌铜器及醋。

---

① 胲（gǎi 改）：指羊胲子，为山羊胃中的草结。出自《本草纲目》，具有宽胸止呕的功效，主治噎膈反胃、朝食暮呕。

牛

味甘温，入手足太阴、阳明经，功专补脾益气止渴。乳味甘，微寒，润肠胃，解热毒，补虚劳。治反胃噎膈。得韭汁、姜汁、陈酒佳。用牡牛肉二十斤，洗净，煮为糜，滤去滓，熬成琥珀色。前一日不食，下日空腹饮汁一盅①，少时又饮，积数十盅，寒月温饮。如病在上则吐，在下则利，在中则吐利，利后必渴。渴则饮己溺，以涤余垢，饥倦先与米饮二日，然后与淡粥，次与厚粥软饭，沉疴悉除矣，名倒仓法。白水牛喉，治反胃吐食，肠结不通。髓补中填髓。筋补肝强筋。老病及自死之牛，食之损人。霞天膏②气味甘温，主治中风偏废，口眼歪斜，痰涎壅塞，五脏六腑留痰，宿饮癖块，手足皮肤中痰核神效。得橘皮、茯苓、苏子、蔻仁、半夏、苍术为曲，治脾胃湿痰。得陈皮、贝母、苏子、栝蒌根、杏仁、硼砂为曲，治积热痰结。

牛黄

味苦，入足厥阴经，功专清心化热，利痰凉惊。得羚羊角或犀角、朱砂，治小儿诸惊。人参为使。恶常山、地黄、龙胆、龙骨。得丹皮、菖蒲良。

黄明胶

味甘平，入手足少阴、厥阴经，功专补阴，治诸血证及痈

---

① 盅：原作"钟"，据参校本改，下同。
② 霞天膏：药名，出自《药性裁成》，为黄牛的肉经熬炼而成之膏。具有补气益血、健脾安中的功效。主治虚劳羸瘦，中风偏废，脾虚痞积，消渴。

疽，润燥通大便。得穿山甲四片烧存性，用治痈疽初起，使毒不内攻，神效。惟胶须以酒顿烊。如便毒初起，水胶溶化，涂之即散。即牛皮胶也。

驴溺

味辛寒，入足阳明经，功专杀虫。得四物治反胃噎膈。得姜汁洗白𤻤风。驴阴茎强阴壮筋。乳浸黄连，取汁点风火赤眼良。

阿胶

味甘平，入手太阴、足厥阴经，功专清肺养肝，滋肾补阴，止血去瘀，除风化痰，润燥定喘，利大小肠，治虚劳咳嗽，肺痿吐脓，吐血衄血，血淋血痔，肠风下痢，腰酸骨痛，血痛血枯，经水不止。妊娠尿血下血，俱以酒冲服，炒焦胶末良。小儿惊风后，瞳神不正，以胶倍人参服甚效。胃弱作呕吐，脾虚食不消，及风寒而嗽者，均忌。蛤粉炒化痰，蒲黄炒止血，酒化、水化童便和用，得火良。山药为使。畏大黄。

白马溺

味辛寒，入足阳明、手太阴经，功专杀虫，破癥积，治反胃。化鳖为水。白马乳治青腿牙疳，其效如神。马肝有毒。白马通即屎也。得柏叶、干姜、艾，治吐血不止。

虎骨

味辛平，入足厥阴经，功专追风定痛。得没药治历节痛风，得兔脑能止滑利，得木通治手足麻木，得乳香能催生下胎。睛得竹沥，小儿惊痫夜啼，服之即愈。虎肚弗洗，煅存性，入平胃散一两和匀，每服三钱，治反胃吐食神效。

象皮

味咸，气平，入足太阳经，功专长肌肉。烧灰和油敷下疳。亦可熬膏。牙治诸刺入肉伤喉，服饮皆效。

犀角

味苦咸，入手少阴、足厥阴经，功专凉血解毒。得地榆治血痢，得生地、连翘治热邪入络。凡中毒箭，以角刺疮中愈。饮食中有毒，以角搅之，便生白沫。入汤剂磨汁用。升麻为使。忌盐。以角纳入怀内，得人热气易碎。

熊胆

味苦寒，入足厥阴经，功专凉心平肝，明目杀虫。治惊痫五痔。实热宜之，虚者忌。性善辟尘，扑尘水上，投胆米许即开。肉补虚赢。掌御风寒，益气力，美品也。

羚羊角

味咸，入足厥阴经，功专散风清热。得钩藤息肝风。得生熟地、茵陈、芩、枳、枇杷、石斛、甘草、二冬、桂、苓，名甘露饮，治胃中湿热。然临证时宜酌。一角者胜。或研或磨用。能碎金刚石。

鹿茸

味辛温，入足少阴、厥阴经，功专补精益气。得菟丝、羊肾、茴香治腰痛。得人参、黄芪、当归提痘浆。鹿属阳，夏至得阴气解角①。麋属阴，冬至得阳气解角。鹿补阳气，麋补阴血。

麋茸

味甘温，入足太阴、少阴经，功专滋阴益肾。得附子、雀卵壮阳不老。得附子、山药补元驻颜。角与鹿角功同，而温性差减。以皮作靴袜，除脚气。

鹿角

味咸温，入足少阴、厥阴经，功专补肾益肝，敛精止血。生用散热行血，消肿辟邪，治梦与鬼交。熬膏炼霜，则专滋补，益肾生精血，强骨壮腰膝。鹿胶②大补虚劳。鹿筋主劳损续绝。鹿肉甘温，补中强五脏，通血脉，益气力。上焦有痰热，胃家有火，吐血，属阴衰火盛者，俱忌服。畏大黄。鹿名斑龙。

麝香

味辛温，入足太阴经，功专开窍。得肉桂消瓜果诸积。得盐、豉、烧酒，为末淬酒服，产妇败血裹子难产效。忌蒜。防虫入脑，慎勿近鼻。

---

① 解角：脱角。

② 胲：雄性生殖器。《老子·道德经》曰："未知牝牡之合而朘作，精之至也。"

猫胞

味甘酸温，入手足太阴经，功专治反胃吐食。烧灰入朱砂末少许，压舌下甚效。

猪獾

味甘酸平，入手足太阴经，功专长肌肉。野兽中貒肉为最美。治上气虚乏，咳逆劳热。水胀久不瘥，得粳米、葱、豉作粥食，神效。

狗獾

味甘酸平，入手太阴经，功专补中益气，治小儿疳瘦。一名天狗。

兔屎

味辛平，入手足太阴、足厥阴经，功专杀虫明目，治劳瘵五疳，痘后生翳。肝明目。肉凉血，解热毒，利大肠，妊妇忌之。脑涂冻疮。

豭①鼠矢

味甘微寒，入足厥阴经，功专治劳复。得韭根治男子阴阳易，亦治膀胱水结。通女子经闭，阴脱吹乳。误入食中，令人目黄成疸。两头尖者为雄鼠矢。胆汁滴耳中，治老聋，点眼亦良。以辰砂拌鼠睾丸，阴干研服，治小儿惊痫。肉治儿疳

① 豭（jiā 佳）：指雄性动物。

鼠瘘。

猬皮

味苦，入手足太阴、阳明经，功专开胃气。治五痔阴肿，烧灰研细末，陈菜油调涂。治胃逆肠风泻血，烧灰存性，研末酒冲服。肉治反胃。脂滴耳中治耳聋。胆点痘后，风眼均效。

卷九　虫鱼鳞介部

蝉蜕

味辛，气平，入手太阴经，功专发散，除风热，发痘疹，退目翳，中风失音，催生下胎。得朱砂治小儿夜啼。得薄荷治皮肤风痒。以羊肝汤送蝉蜕末一钱，治痘后目翳。洗净去翅足，浆水煮，晒干。

蝼蛄

味咸寒有毒，入足太阳经，功专治水肿痈毒。得蜣螂治大小便闭。得穿山甲塞耳治聋。性甚急，虚人戒之。去翅足炒。

蜣螂

味咸寒，入足厥阴经，功专治寒热惊痫。用其白心治疗疮垂毙。

萤火

味辛，入手太阴经，功专治温疫。务成子①有萤火丸。

鼠妇

味酸温，入足厥阴经，功专治寒热。葛洪用以截疟神效。

---

① 务成子：上古务国国君，字昭，又名巫成、务成昭，集思想、文学、道家、医学、房中术于一身，相传为尧舜师，撰《务成子阴道》等。

即湿生虫，形如蠹鱼①。

䗪虫

味咸寒，有毒，入足厥阴经，功专下血行伤。得桃仁、大黄治产妇干血腹痛。得乳香、没药、龙骨、自然铜能去伤接骨。虚人有瘀，宜酌用。畏皂角、菖蒲。一名地鳖虫。

虻虫

味甘寒有毒，入足厥阴经，功专攻血，遍行经络，堕胎只在须臾。非气足有蓄血者勿服。去足翅炒。恶麻黄。一名蜚虫。

蜂蜜

味甘，性温，入手足太阴、厥阴、阳明经，功专润脏腑。得薤白捣涂汤火伤，痛立止。得生姜治大头癫疮。得升麻敷天口虏疮②神效。纳谷道中通大便。同葱食害人。同葱捣涂痈疽痔疮良。同鲊鱼食令人暴亡。

蜜蜡

味淡，入手太阴、足厥阴经，功专调气。得茯苓治阳虚遗浊带下。黄蜡得黄连、阿胶治痢下腹痛，面青肢冷效。得当归、阿胶、黄连、黄柏、陈仓米，治产后下痢。

---

① 蠹（dù 杜）鱼：是一种灵巧、怕光而无翅的小型昆虫，身体呈银灰色，又称白鱼。因其蛀蚀书籍、衣服，又称衣鱼。
② 虏疮：即天花。

露蜂房

味甘平有毒，入手太阴、足厥阴经，功专涂瘰疬成瘘。炙研，猪脂和涂良。取露天树上者佳。

虫白蜡

味甘温，入手太阴、足厥阴经，功专生肌止血，定痛补虚，续筋接骨，为外科要药。与合欢皮同入长肌肉，以蜡频涂秃疮并生发。

五倍子

味酸，气平，入手太阴、阳明经，功专收肺除咳，敛肠止利。得茯苓、龙骨治虚劳遗浊。得白矾治肠风下血。以自己嗽口水调五倍子末，敷脐上，治盗汗如神。粪后下血，五倍末一钱，艾汤下良。妇人阴血伤者掺之效。一名文蛤。

桑螵蛸

味甘咸平，入足少阴、太阳、厥阴经，功专固涩，治小儿夜尿及惊风良。得龙骨疗泄精。得茯神、远志、菖蒲、人参、当归、龙骨、鳖甲治健忘，心神不安。以螳螂一个、巴豆半粒，研敷箭镞伤处极痒，痒极乃撼拔之，以黄连、贯众汤洗去，再以石灰敷之，其伤即瘥。炙黄，或醋煮汤泡煨用，或蒸透再焙。畏旋覆花。

白僵蚕

味辛咸，入手足厥阴、阳明经，功专疗风痰。得白马通治癥瘕。得冰片、硼砂、牙硝治诸喉风。煎汤浴治小儿肤如鳞甲。以蚕七个研细,姜汤调,灌吐一切风痰。无风寒客邪者勿服。恶草薢、桔梗、茯苓、桑螵蛸。蚕蛹炒食,治风及劳瘦。蚕茧甘温,泻膀胱相火,引清气上升,止渴。痈疽无头,烧灰酒服一枚即出头。黄丝绢得白及能接断肠。得丹皮、白及治产妇脬①损。得棕榈、贯众、京墨②、荷叶四灰治妇人血崩。裈③裆烧灰治阴阳易,女用男,男用女。

原蚕沙

味辛甘温,炒黄浸酒,入手太阴、足厥阴经,功专治风湿为病,肢节不随,皮肤顽痹,腰脚冷痛,冷血瘀血,炒热熨患处,并研末以麻油调敷烂眼弦,均良。原雄蚕蛾气热性淫,固精强阳。蚕退纸④烧存性,入麝少许,蜜和敷走马牙疳,如加白矾尤妙。又以蚕纸烧灰,酒水任下,能治邪祟发狂悲泣。

斑猫

味辛寒,入足厥阴经,功专入下窍,利水去毒。得糯米治疯狗咬伤。得滑石治便毒。性毒,溃肉堕胎。去头足,糯米炒熟,生用则吐泻。人亦有用米取气不取质者。畏丹参、巴豆,恶豆花、甘草。一名斑蝥。

---

① 脬(pāo 抛):膀胱。

② 京墨:药名。出自《本草拾遗》。功专止血。主治吐血、衄血、便血、产后崩漏等。

③ 裈(kūn 昆):古代有裆的裤子。

④ 蚕退纸:药名,为家蚕蛾卵子孵化后的卵壳。出自《嘉祐本草》。具有止血止痢、解毒消肿之效。主治吐血、衄血、崩漏、肠痔下血、赤白痢疾、咽喉肿痹、牙疳、口疮等。

蝎

味甘辛有毒，入足厥阴经，功专穿筋透节，逐湿除风。得白附、僵蚕治口眼㖞斜。病虚者忌。去足焙。尾名蝎梢。被螫者以蜗牛涂之即解。

水蛭

味咸苦，入足厥阴经，功专破血行伤，得䗪、虻治蓄血。得麝香治跌打伤。以水蛭研细末，龟尿调捻须梢，自倒入根极效。误吞生者，入腹生子，以田泥调水饮数杯必下，或以牛羊热血同猪脂饮之，亦下。炒黄枯。畏石灰、盐。一名马蟥。

五谷虫

味寒，入手足太阴、少阴经，功专治热病谵语，毒痢作吐，小儿疳积疳疮。漂净晒干，或炒或煅为末。

蟾蜍

味辛凉微毒，入足阳明经，功专退虚热，行湿气，杀虫䘌。疮疽发背未成者，用系疮上，半日再易一个，三易则毒散。重者剖之合疮上，三易必愈。治单腹鼓胀，以蟾蜍一个，用砂仁填满腹中，外用盐水拌黄土泥厚涂遍身，文火煨透再去泥，阴阳瓦上炙碳存性，研细，每用一钱，陈皮汤下，三四服即愈。蟾酥辛温，有毒，治发背疔肿，小儿疳疾脑疳。一名虾蟆。

田鸡

味甘寒，入手足太阴经，功专解劳热热毒，利水消肿。馔食调疳瘦，补虚损，尤宜产妇。捣汁服，治虾蟆瘟。凡浑身水肿或单腹胀，以一二枚去皮炙食自消。烧灰并涂月蚀疮。治毒痢禁口，以田鸡一个捣烂，瓦上烘热，加麝香少许，作饼贴脐上，气通即能进食。一名水蛙。

蜈蚣

味辛温有毒，入足厥阴经，功专治尸疰恶气。若遇脐风撮口，以之去头足尾甲，以薄荷叶烧火炙末，猪乳调服甚效。畏蜘蛛、蜒蚰、鸡屎、桑皮、盐、蒜。堕胎。

蚯蚓

味酸咸寒，入手少阴经，功专利水、除湿热、消肿毒。得乳香治惊风闷乱。和面作馄饨吃，治痴癫。若温病大热狂言，大腹黄疸，肾风脚气，以为佐使。或晒干为末，或盐化为水，或微炙，或烧灰俱可。中其毒者，以盐水解。蚯蚓泥即蚯蚓屎，甘寒，泻热解毒，治赤白久痢。敷小儿阴囊热肿、腮肿、丹毒。

鲤鱼

味甘平，入手足太阴少阴经，功专下水气，利小便，咳逆上气，脚气黄疸。得白术、当归、白芍、生姜，治妊娠水肿，名鲤鱼汤。作羹，治崩漏痔瘘。骨炙灰，疗鱼骨鲠。胆苦，明目，合青鱼胆治内障。

鲢鱼

味甘温，入手足太阴经，功专温中益气。多食热中发渴，发疮疥。一名鲚①鱼。

鲩鱼②

味甘温，入手足太阴经，功专暖胃和中。俗名草鱼。

青鱼胆

味苦寒，入足厥阴经，功专泻热，治目疾。点眼消赤肿障翳，治喉痹痰涎，涂热疮，疗骨鲠。肉益气力。同韭白煮，治脚气、脚弱、烦闷。

勒鱼

味甘平，入手足太阴经，功专开胃暖中。作鲞③尤良。

鲈鱼

味甘平，有小毒，入手足太阴、阳明经，功专补五脏，益筋骨，和肠胃。作鲊④尤良，曝干甚香美。一名四鳃，出吴中松江府城。食肝剥人面皮，同乳酪食，毒不一解。中其毒者，芦汁可解。

白鱼

味甘平，入手足太阴、阳明经，功专开胃下气，去水气。《金匮》有滑石白鱼散，令人肥健。经宿勿食，食之令人腹冷。

---

① 鲚（xù 序）：古指鲢鱼。
② 鲩（huàn 换）鱼：指草鱼。
③ 鲞（xiǎng 响）：指剖开晒干的鱼。
④ 鲊（zhǎ 眨）：一种腌制鱼，出自《说文解字》。

多食生痰。与枣同食，患腰痛。一名鲛①鱼。

鳜鱼

味甘平，入手足太阴、阳明经，功专补虚劳，益脾胃，祛瘀杀虫。

鳔鱼

味甘平，入足阳明经，功专已呕，暖中益胃。一名鳠鱼，又名鮨鱼。

嘉鱼

味甘温，入足少阴经，功专治肾虚、消渴、劳瘦损伤。一名鮇②鱼，又名丙穴鱼。

鲻鱼③

味甘平，入足阳明经，功专开胃，百药无忌。

石首鱼

味甘平，入足阳明、少阴经，功专开胃益气。白鲞主治中恶，消宿食、炙食，消瓜积、腹胀、下痢。以头中之石十个，与当归等分为末服，治石淋神效。鱼鳔暖精种子。又名黄花鱼。以骨插甜瓜蒂上，一夜便熟。

---

① 鲛（jiǎo 角）：一种鱼，即“鲌”。
② 鮇（wèi 未）：即嘉鱼。
③ 鲻（zī 资）鱼：生活在海水和河水交界处，是世界各地港养主要鱼种。

线鱼鳔

味甘咸，入足阳明经，功专补益精气，烧灰治产难血运。得甘蔗节治吐血不止。

鲥鱼

味甘平，入手足太阴经，功专补虚劳。以鳞不沾水，晒干研末，擦杨梅疮效。

鲳鱼

味甘平，入手太阴、阳明经，功专益气力。子有毒，食之令人下痢。

鲫鱼

味甘温，属土，入手足太阴、阳明经，功专行水实肠胃。肠风下血，用活鲫鱼一个，去肠留鳞，入五倍子末填满，泥固煅存性为末，酒服一钱神效。忌麦冬、芥菜、砂糖、猪肝。子调中益肝气，去目中障翳。一名鲋鱼。

鲂鱼

味甘温，入足阳明经，功专调胃气。唯有疳痢者忌食。一名鳊鱼。

金鱼

味甘咸平，入手足阳明经，功专治久痢及噤口痢。

银鱼

味甘平，宽中健胃。吴江者佳。一名鲙残鱼①。

七星鱼

味甘寒，入手足太阴、阳明经，功专祛风下水，疗五痔，治湿痹，利大小肠，治妊娠水气。凡胆皆苦，独是胆带甘。喉痹将死者，点入即瘥。病深者水调灌之。俗名乌鱼，《本草》名鳢鱼。

鳗鲡

味甘平，入手太阴经，功专去风杀虫，治骨蒸劳瘵，湿痹风瘙，阴户蚀痒，补虚损。其骨烧烟，蚊化为水，置衣箱中，辟诸蠹②。血疮疹入眼，以少许点之良。

鳝鱼

味甘大温，入手足太阴、厥阴经，功专补五脏，除风湿。尾血疗口眼喝斜，少和麝，左喝涂右，右喝涂左，正则洗去。滴耳治耳痛，滴鼻治鼻衄，点目治痘后生翳。头治百虫入耳。

鳅鱼

味甘平，入手太阴经，功专暖中益气，醒酒解渴。同米粉煮羹食，调中收痔。煮食疗阳事不起。俗名泥鳅。

---

① 鲙（kuài 快）残鱼：古代传说吴王阖闾江行，食鱼鲙，弃其残余于水，化为此鱼，故名。

② 蠹（dù 杜）：泛指蛀蚀器物的虫子。

海螵蛸

味咸，入足厥阴经，功专疗血滞。得生地，治血淋；得干姜，治血瘕；得鹿茸、阿胶，治崩中带下。烧末酒服，治腹痛环脐，阴蚀肿痛。以生者为末，加麝香少许，点目治目翳泪出。捻入耳治耳聤出脓。肉酸平，益气强志，益人通经。以蒲黄等分为末，涂舌肿出血如泉，并敷跌破出血。一名乌贼骨。性温，和血祛寒湿，治血枯尤良。恶附子、白及、白蔹，能淡盐。

海蛇

味咸平，入足厥阴经，功专治妇人劳损，积血带下，小儿风疾，丹毒汤火伤。并治河鱼之疾①。

虾

味甘温，入手足太阴、少阴、厥阴经，功专托痘疮，下乳汁，吐风痰。中风证以虾半斤，入葱、姜、酱料水煮，先吃虾，次吃汁，以鹅翎探引吐出痰涎即愈。能壮阳道，动风发呛。

海虾

味甘咸平，入手足太阴、少阴、厥阴经，功专祛风杀虫，治疥癣风痒湿痒。以生虾壳晒干研末，加白糖拌涂秃疮神效。同猪肉食，令人多唾。

海马

味甘温，入足少阴、厥阴经，功专暖水脏，壮阳道，消瘕

---

① 河鱼之疾：腹疾的隐称，因鱼腐烂是从腹中开始而得名。此指腹泻。

块，治疗疮肿毒，妇人难产及气血痛。

獭肝

味甘温，入足厥阴经，功专治鬼疰传尸①。得竹节中水，治心腹积聚。以肝阴干为末，水服二钱，每日三服，治尸疰神效。肉治骨蒸劳热，血脉不行。多食消阳气。

海马肾

味咸热，入足少阴、厥阴经，功专治阴痿精寒，鬼交尸疰。阳易举，骨蒸劳嗽者忌。以汉椒、樟脑同收则不坏。同糯米、法面酿酒服，治虚损。一名腽肭脐。

河豚

味甘温，有毒；入足厥阴经；功专去湿气，肝、子尤甚。惟以眼睛用轻粉拌放罐内，埋之数日，即化为水，取出涂脚上，拔鸡眼甚效。煮河豚稍沾灰尘，食之杀人，食之腹痛，多吃橄榄即解。

带鱼

味甘，入手太阴经，功专温补五脏，去风杀虫，作羹良。

鲨鱼

味甘平，入手太阴经，功专补五脏。翅清金滋阴，补而不

① 鬼疰（zhù 住）传尸：中医学称肺结核症，即传尸→劳瘵→瘵疾→肺痨（肺结核）。

滞，味甚美。一名鲛鱼。

鲟鱼

味甘平，有小毒；入手太阴、厥阴经；功专发诸病。惟煮汁饮，治血淋。一名王鲔①。

鲟鳇鱼

味甘平，入手太阴、厥阴经，功专发病，与鲟鱼同。一名鳝鱼。和荞麦食，令人失音。

海参

味甘咸温，入手足太阴、少阴经，功专补肾益精，壮阳疗痿。

龙骨

味甘涩，气微寒，入手足厥阴、少阴、少阳经，功专固脱。得远志治健忘，得韭子治滑精，得桑螵蛸治遗尿，得白石脂治泄泻不止。水飞三度，或酒煮酥炙火煅，或生用。忌鱼铁，畏石膏、川椒，得人参、牛黄良。龙齿镇心凉惊，功用同前。

穿山甲

味辛咸寒，有毒，善窜，入足厥阴、手阳明经，功专治风湿冷痹，通经下乳，消肿溃痈，止痛排脓，通窍杀虫，发痘风疟，为疮科要品，治蚁瘘神效。痈疽已溃，痘疮夹虚大忌。或

① 鲔（wěi 委）：古代指鲟鱼。

生或烧，或醋炙、童便炙，油煎、土炒俱可。

蛤蚧

味咸温，入手太阴、足少阴经，功专补气益血。得人参治喘嗽、劳损、痿弱。咳由风寒外邪者勿用。炙酥或蜜炙，或酒浸焙。

蛇蜕

味甘咸，入手太阴经，功专发表驱风，退翳败毒。治惊痫风疟，重舌，鬼魅蛊毒，喉风疥疮，疮肿痔漏，产难目翳，小儿口紧不能开合。烧灰敷良，或酒或醋，或蜜浸炙黄，或烧存性，或盐泥固煅。得当归治缠喉风，得蝉蜕、铁落、头发治产难不下。

蚺蛇胆

味苦而甘，有小毒，入手少阴、足厥阴经，功专凉血明目。得血竭、乳香、没药、丹砂、䗪虫、天灵盖、象牙末、狗骨灰、麻皮灰作丸，受杖时嚼之，杖多不死不痛。

白花蛇

味甘咸温，有毒，入手足太阴、厥阴经，功专治风湿瘫痪，大风疥癞。类中风属虚者大忌。头治瘰风毒癞，得火良。乌梢蛇无毒、力浅，功同白花蛇，或酥炙用。

龟板

味咸，入足少阴经，功专通任脉。得黄柏、知母治阴虚劳热，得侧柏、香附治郁结，得妇人发、芎、归治交骨不开，下死胎，得鹿胶阴阳并补。肾虚无热者忌。阴囊肿烂异常，先用苏梗煎汤洗净污垢，以龟板一个煅研，加孩儿茶，少加冰片调敷即愈。恶沙参。尿染须治哑聋。龟胸龟背，以尿摩之瘥。

鳖甲

咸寒，属阴，入足厥阴、少阴经，功专治痎疟、痃瘕。得青蒿治骨蒸劳热，得桃仁治贲①豚气痛。无肝热者忌服。醋炙治石淋贲豚，童便炙治劳病。肉凉血补阴，以生姜、砂糖作羹食，不用盐酱，治疟痢。脾虚者大忌。恶矾石，忌苋菜、鸡子。

蟹

味咸寒，有小毒，入手足太阴、厥阴经，功专除热结，通经脉，续筋骨。生捣热酒调服，治跌打损伤。汁涂漆疮，能败漆。爪堕胎。性寒伤胃动风。

牡蛎

味咸，入足少阴经，功专软坚降逆止汗。得柴胡去胁下硬，得松萝茶消项上结核，得大黄消股间肿，得地黄涩精，得元参、甘草、腊茶治瘰疬奇效，亦有加贝母者。有寒者忌用。煅用、生用俱可。贝母为使，恶吴萸、细辛、麻黄。得蛇床、远志、牛膝、甘草良。肉名蛎黄，甚美。

---

① 贲：通"奔"。《荀子·强国》曰："下比周贲溃以离上矣。"

蛤粉

性涩，与牡蛎同功，肉咸冷，入足阳明、少阴经，功专止渴解酒。文蛤背有花纹，兼能除烦渴，利小便，口鼻中蚀疳①。惟五倍子亦名文蛤，开方须慎之。

蚌粉

味咸寒，入手足太阴、足厥阴经，功专解热，燥湿化痰，消积明目。久嗽不止，治嗽以粉新瓦上炒红，入青黛少许，用淡齑水滴麻油数点，调服神效。蚌水功专止渴、除烦。蚬粉蚬肉与蚌同功。生蚬肉浸水洗痘痈无瘢，蚬粉涂湿疮。

珍珠

味甘咸，入手太阴、足厥阴经，功专镇心安魂，坠痰拔毒，收口生肌，治惊热痘疗，下死胎胞衣，点目去翳膜。绵裹塞耳，治耳聋。病不由火热者忌。乳浸三日，研极细如飞面，方不伤脏腑。

石决明

味咸，入足厥阴经，功专清热补肝。得枸杞、菊花治头痛目昏。多服令人寒中。恶旋覆。

蛏

味咸甘寒，入足少阴经，功专补阴，治热痢，及妇人产后虚热。

---

① 蚀疳：出自《备急千金要方》，指疳疾遍身生疮。

海蛤

味苦咸，入足少阴经，功专治咳逆上气。得滑石、甘草、芒硝，治伤寒血结。

瓦楞子

味甘咸平，入足厥阴经，功专消老痰，破血癖。烧过醋淬，醋丸服，治一切血气冷气癥癖。一名魁蛤。

淡菜

味甘温，入手太阴、阳明经，功专治虚劳伤惫，吐血下痢，肠鸣腰痛，妇人带下，产后瘦瘠，并消瘿气。一名珠菜。

田螺

味甘大寒，入手足太阴、阳明、厥阴经，功专利湿、清热，止渴醒酒，利大小便。腹胀大小便不通，以盐少许，与螺捣烂，用帛系脐下一寸三分，即便通胀消。若脚气以之系两股，冷气下趋至足即愈。点目赤亦妙。以壳煅研，油调搽痔疮、狐臭、瘰疬溃破。用螺加麝少许，捣饼烘热贴脐下，治黄疸噤口毒痢。

x

x

卷十　水火土部

立春雨水二节内水

升阳，味甘平。宜煎中气不足，清阳不升之药。

惊蛰春分清明谷雨四节内水

升阳，味甘平。宜煎发散及补中益气药，并浸造诸风及脾胃虚弱诸丹丸。

小满水

毒坏豆麦桑叶，造各样药料食物，皆易败，人吃此水亦生脾胃疾。咸雨：小满节后先逢癸日下雨为咸雨，毒尤甚。

梅雨水

毒甚消伐，洗疮疥，灭瘢痕。入酱易熟，但不可以造酒、醋。梅或作霉，凡衣被霉以梅叶煎汤洗之即去。

重午日午时水

宜造疟痢、疮疡、金疮、百虫蛊毒诸丹丸。用煎杀祟药，其效尤神。

神水

甘寒，和獭肝为丸，治心腹积聚及虫病。独煎饮此水，能清热化痰，定惊安神。五月五日午时雨伐竹中之水即是。

以上诸水，皆能助湿。

立秋处暑白露秋分四节内水

润肺，宜煎肃清肺气之药。

寒露水

毒坏禾稻，与小满水同。谚云：寒露雨，偷稻鬼。

霜降水

泻热，阳气有余者，宜用此煎药。

液雨水

宜煎杀虫、消积之药。立冬后十日至小雪下雨名液。虫饮水即伏蛰，来春雷鸣起蛰乃出也。

大雪冬至小寒大寒腊日水

泻热，宜浸造滋补五脏及痰火积聚虫毒诸丹丸，并煮酿药酒，与雪水同功。

明水

味甘寒，主治明目，定心止渴，去小儿烦热。《周礼》：司烜氏以夫燧取明火于日鉴，取明水于月，以供祭祀，并以金作之，谓之水火之镜。午月丙午日午时铸为阳燧，一名阳符。子月壬子日子时铸为阴燧，一名阴符。又名方诸水。

露水

味甘平，止消渴，宜煎润肺之药。秋露造酒最清冽，百花上露，令人好颜色。露能解暑，故白露降则处暑矣。疟必由暑，故治疟药露一宿良。

霜

味甘寒，解酒热，治伤寒鼻塞①，酒后诸热面赤。和蚌粉敷暑月痱疮及腋下赤肿立瘥。

腊雪

味甘寒，治时行瘟疫，宜煎伤寒火暍之药。抹痱良。春雪无用，且易败。

冰

味甘寒，太阴之精，水极似土，变柔为刚，所谓物极反兼化也。伤寒阳毒热甚昏迷者，以一块置膻中良。解烧酒毒。

以上皆天水。

潦水

味甘平，宜煎调脾胃去湿热之药。降注雨水为潦。又名无源水。

半天河水

味甘微寒，治鬼疰狂邪恶毒，洗诸疮，去蛊，杀鬼精。恍惚妄语，与饮之，勿令知之。槐树间者，治诸风及恶疮风瘙疥痒。一名上池水。此竹篱头水及空树穴中水也。《战国策》云：

① 塞：原作"基"，据参校本改。

长桑君饮扁鹊以上池之水，即半天河水也。

甘烂水

以流水瓢扬万遍，亦曰劳水。性本咸，而重劳之则甘而轻，煎伤寒劳伤等药。取其不助肾气，而益脾胃也。

急流水

性速趋下，通二便风痹药宜之。

逆流水

因性逆而倒上，中风卒厥，宣吐痰饮之药宜之。

井泉水

新汲者疗病宜人。宜煎补阴药及气血痰火药。

醴泉水

甘平，治心腹痛疰忤，痓鬼气邪秽，反胃霍乱。一名甘泉。

玉井水

甘平，服之长寿，令人体润，毛发不白。华山有玉水溜下，土人得之，日服多长生。

乳穴水

甘温，久服肥健人，与钟乳同功。近乳穴处流出之水也。

温泉水

辛热微毒，治诸风筋骨挛缩，肌皮顽痹，手足不遂。疥癣诸疾在皮肤骨节者，浴之自愈。胡任《渔隐丛话》云：汤泉多作硫黄气，浴之则袭人肌肤，唯新安黄山朱砂泉春时水微红可饮。长安骊山是礜①石泉，不甚作气也。朱砂泉虽红而不热，当是雄黄尔。有砒石处亦有汤泉，浴之有毒。凡浴泉水者，必体壮方可。

阿井水

甘咸平，下膈疏痰止吐。阿井在兖州阳谷县，即古东阿县也。又青州范公泉，其水用造白丸子，利膈化痰。

山岩泉水

甘平，治霍乱烦闷呕吐，腹痛②转筋。恐入腹，宜多服之。此山岩土石间所出泉，流为溪涧者也。惟陆羽《茶经》云：凡瀑涌漱湍之水，饮之令人有颈疾。汪颖曰：昔在浔阳，忽一日城中马死数百匹，询之，云数日前，雨洗出山谷蛇虫之毒，马饮其水然也。以是观之，山岩泉水，用之可不慎乎。

海水

咸微温，有小毒。煮浴去风瘙癣。饮一合，吐下宿食颅胀。

地浆

甘寒，治泄痢冷热赤白，腹内热毒绞痛。解一切鱼肉菜果药物诸菌，及虫蜞入腹，用此下之。中暍卒死者，取道上热土

---

① 礜（hú 胡）：指玉石。
② 痛：原作"空"，据参校本改。

围脐，令人尿其中，仍用热土，大蒜等分，捣末去渣，灌之即活。一名土浆，以新汲水沃黄土搅浊，再澄清用。

百沸汤

助阳行气。若半沸者，饮之反伤元气作胀。蛇绕不解，以热汤淋之即脱。忤恶卒死，铜瓦器盛热汤隔衣熨其腹。心腹卒痛欲死，以之渍手足，水冷则易之良。一名太和汤，一名麻沸汤。

生熟汤

调中消食，治霍乱吐泻。邪在上焦则吐，邪在下焦则泻，邪在中焦则吐泻交作，此湿霍乱，犹易治也。惟心腹绞痛，不得吐泻，名干霍乱，俗名绞肠痧，其死甚速。古方用盐熬热童便调服极稳。勿与谷食，则米饮下咽亦死，以新汲水百沸汤合一盏和匀。均用河水为要。

齑水

酸咸，吐痰饮宿食，酸苦涌泄为阴也。此乃作黄齑菜水。

甑气水

以器盛取，沐头长发令黑润，朝朝用梳摩小儿头，久觉有益。小儿诸疳遍身，或面上生疮烂成孔，白如杨梅疮，百药不效，用蒸糯米甑气水扫疮上，不数日即愈。

铜壶滴漏水

性滑，上可至颠，下可至泉，宜煎四末之药。《说文》曰：

漏以铜壶受水刻节，昼夜百刻。《周礼·周官》曰：挈壶氏掌壶以水火守之，分以日夜。及冬则以火爨鼎水，而沸之而沃之。郑康成曰：冬水冻，故以火炊水沸以沃之，谓沃漏也。

桑柴火

主治痈疽发背不起，瘀肉不腐，及阴疮、瘰疬流注，臁疮顽疮。燃火吹灭，日灸二次。未溃拔毒止痛，已溃补接阳气，去腐生肌。凡一切补药诸膏，宜此火煎之。

炭火

栎炭火宜煅炼一切金石药，烰①炭火宜烹煎炙焙百药丸散。

芦火、竹火

宜煎一切滋补药。

灯火

阳络脉盛处，以灯心蘸麻油点灯焠之良，外痔肿痛者亦焠之。油能去风解毒，火能通经也。小儿初生，因冒寒气欲绝者，勿断脐，急烘絮包之，将胎衣烘热，用灯炷于脐下往来燎之，暖气入腹内，气回自苏。又烧铜匙柄熨烙眼弦内，去风退赤甚妙。惟灯用胡麻油苏子油燃者，明目治病。其余之油灯，烟皆损目，亦不治病。

灯花

主治敷金疮，止血生肉。小儿邪热在心，夜啼不止，以二

---

① 烰（fú 浮）：热气上升。

三颗灯花调抹乳头令吮之即止，得辰砂少许拌尤效。

艾火

灸百病。若灸风冷诸疾，入石硫黄末少许更妙。

神针火

治心腹冷痛，风寒湿痹，附骨阴疽。凡在筋骨隐痛者，针之火气直达痛所甚效。神针火者，五月五日取东引桃枝削为木针，如鸡子长五六寸干之，干透，待用时以绵纸三五层衬于患处，将针醮麻油点着吹灭，乘热针之。

雷火神针

以熟蕲①艾叶末二两，乳香、没药、穿山甲、硫黄、草乌头、川乌头、桃树皮末各一钱，麝香五分为末拌艾。以厚纸裁成条，铺药艾于内，紧卷如指大，长三四寸，收贮瓶内，地下埋七日取出。用时于灯上点着，吹灭，隔纸十层，乘热针于患处。热气直入，其效更捷，忌冷水。

白垩②

味甘温。治男子水脏冷，女子子宫冷，卒暴咳嗽，风赤烂眼，反胃泻痢。为末敷疿子瘙痒。煅研，生油调搽臁疮良。即白墡土也。

---

① 蕲（qí 其）：原作"靳"，据参校本改。
② 白垩（è 恶）：一种微细的碳酸钙的沉积物。

伏龙肝

味辛温。调中止血，去湿消肿，治咳逆反胃，吐衄崩带，尿血遗精。醋调涂肠风痈肿，研末敷脐疮，腊月猪脂或鸡子白调敷丹毒，水调服催生下胎。即灶心黄土也。年久对釜脐下者良，无湿者勿服。得生地、黄芩、白术、阿胶、炙草、炮姜名黄土汤，治妇人血崩及血衄诸血病。得阿胶、蚕砂治妇人血漏。得附子、黄芩、阿胶治便后下血。

东壁土

甘温。治霍乱烦闷，泄痢温疟，疗下部疮，脱肛，小儿脐风，摩干湿癣。此屋外向东之壁上土也。以新汲水搅化澄清服之，治霍乱吐泻。嗜污泥者，以土调服即愈。

墨

味辛温。止血生肌，飞丝尘芒入目，浓磨点之。点塞鼻中，止鼻衄。猪胆汁或醋磨汁涂痈肿。酒磨服治胞胎不下。五月午日午时，以虾蟆嘴内填墨一块晒之，日西取出墨，将虾蟆放去，此墨治血症极效。松烟墨良。

釜脐墨

味辛温。治中恶蛊毒，吐血血晕，以酒或水温服，亦涂金疮，止血生肌，消食积，舌肿喉痹，口疮，阳毒发狂。一名釜煤。

百草霜

味辛温。止血魇寐卒死，水化吹鼻效，即灶突上烟煤。

梁上尘

味辛苦、微寒。治腹痛噎膈，中恶鼻衄，小儿软疮，消食积，止金疮血出，齿龈出血。凡用倒挂尘，烧令烟尽，筛取末入药。一名乌龙尾。

碱

味辛苦涩温。消食磨积，去垢除痰，治反胃噎膈，点痣黡①疣赘。以矿灰等分用，小麦秆灰汁煎干为末，针刺挑破，水调点之，一日三上即去，须新合乃效。发面浣衣多用之。

孩儿茶

味苦涩微寒。清上膈热，化痰生津，止血收湿，定痛生肌，涂金疮口疮。阴疳痔肿，硼砂或冰片少许调涂。龟头烂，合冰片涂之神效。

---

① 黡（yǎn 演）：指黑色的痣。

跋

　　本草自古经以下，代有增订，惟考核精详简明切要之善本，卒不可观。予友陈君蕙亭，浙东平湖之望族，文行藉藉庠序①间。少年因不得志于帖括②，值徊匪不靖，游幕雍梁，以笔墨襄办军务，为当道所器重。中年后以巡宰需次吴门，与予在医局，朝夕从事，十有二年。以手辑《本草撮要》两册见示，言简而明，药约而备，洵医林之捷径，后学之津梁也。倘付之手民，公诸同好，俾习医者置之案头，便于检阅，即不习医者亦置一编，备为触寒冒雨之需，却病摄生之助，斯功正未可量，又岂仅在医局施诊而已哉。予于陈君有厚望焉，因缀数语于简端。

　　　　　　　　　光绪十九年中秋后五日山右灵石李镜涵书

---

① 庠（xiáng 详）序：泛指学校。殷代叫庠，周代叫序。
② 帖（tiě 铁）括：泛指科举应试文章。

总 书 目